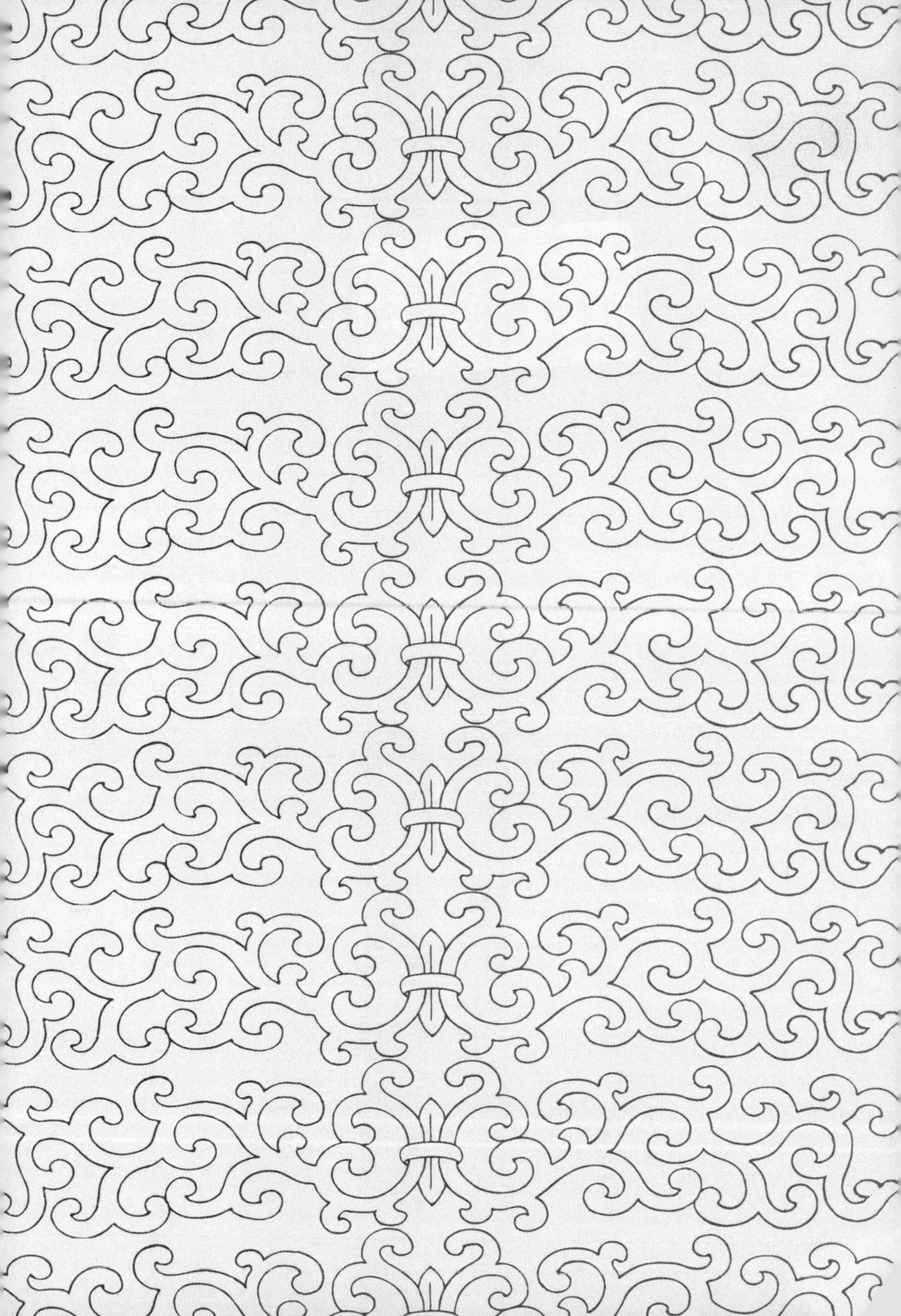

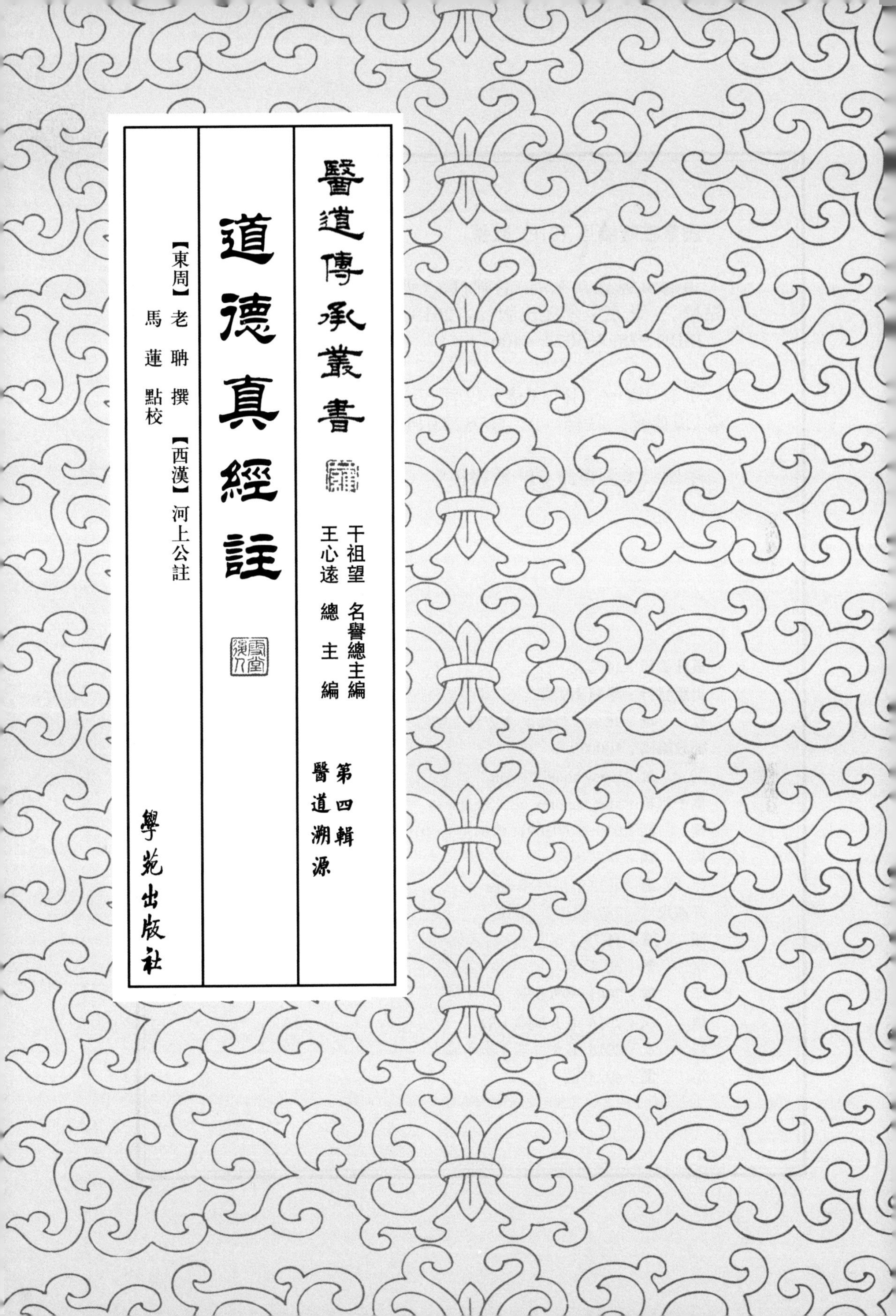

醫道傳承叢書

干祖望 名譽總主編
王心遠 總主編

第四輯 醫道溯源

道德真經註

【東周】老聃 撰 【西漢】河上公 註
馬蓮 點校

學苑出版社

圖書在版編目（CIP）數據

道德真經註 /（东周）老聃撰；（西漢）河上公註；馬蓮點校．—北京：學苑出版社，2013.11（2019.6 重印）
ISBN 978-7-5077-4406-4

Ⅰ．①道…　Ⅱ．①老…②河…③馬…　Ⅲ．①道家②《道德經》-註釋　Ⅳ．① B223.14

中國版本圖書館 CIP 數據核字（2013）第 254617 號

責任編輯：付國英
出版發行：學苑出版社
社　　址：北京市豐臺區南方莊 2 號院 1 號樓
郵政編碼：100079
网　　址：www.book001.com
電子信箱：xueyuanpress@163.com
電　　話：010-67603091（總編室）、010-67601101（銷售部）
經　　銷：新華書店
印 刷 廠：北京市京宇印刷廠
开本尺寸：787×1092　1/16
印　　張：11.75
字　　數：60 千字
印　　數：7001—9500 册
版　　次：2014 年 1 月第 1 版
印　　次：2019 年 6 月第 4 次印刷
定　　價：49.00 圓

醫道傳承叢書

《醫道傳承叢書》專家顧問委員會（按姓氏筆畫排序）

干祖望　王子瑜　王玉川　孔光一　印會河　朱良春　李今庸　李振華　李　鼎
李濟仁　何　任　余瀛鰲　金世元　周仲瑛　孟景春　胡海牙　馬繼興　郭子光
唐由之　陸廣莘　陳大啟　陳彤雲　許潤三　張士傑　張　琪　張舜華　張學文
程莘農　費開揚　賀普仁　路志正　劉士和　錢超塵　顏正華　顏德馨

《醫道傳承叢書》編輯委員會

名譽總主編　干祖望
總　主　編　王心遠
副總主編　邱　浩
編　　委　王心遠　付國英　李　雲　李順保　邱　浩　姜　燕　陳居偉
　　　　　陳　輝　趙懷舟　趙　艷

第四輯《醫道溯源》

主　　編　姜　燕

《醫道傳承叢書》序

醫之道奚起乎？造物以正氣生人，而不能無夭劄疫癘之患，故復假諸物性之相輔相制者，以爲補救；而寄權於醫，夭可使壽，弱可使強，病可使痊，困可使起，醫實代天生人，參其功而平其憾者也。

夫醫教者，源自伏羲，流於神農，注於黄帝，行於萬世，合於無窮，本乎大道，法乎自然之理。孔安國序《書》曰：伏羲、神農、黄帝之書，謂之三墳，言大道也。前聖有作，後必有繼而述之者，則其教乃得著於世矣。惟張仲景先師，上承農、軒之理，又廣《湯液》爲《傷寒卒病論》十數卷，然後醫方大備，率皆倡明正學，以垂醫統。兹先聖後聖，若合符節。仲師，醫中之聖人也。理不本於《内經》，法未熟乎仲景，縱有偶中，亦非不易矩矱。儒者不能捨至聖之書而求道，醫者豈能外仲師之書以治療。間色亂正，靡音忘倦。醫書充棟汗牛，可以博覽之，以廣見識，知其所長，擇而從之。

醫，大道也！農皇肇起，軒岐繼作，醫聖垂範，薪火不絕。懷志悲憫，不揣鄙陋，集爲是編，百衲成文，聖賢遺訓，吾志在焉！凡人知見，終不能免，途窮思返，斬絶意識，直截皈禪，通身汗下，險矣！險矣！尚敢言哉？

《醫道傳承叢書》編委會

《醫道傳承叢書》前言

《醫道傳承叢書》是學習中醫的教程。中醫學有自身的醫學道統、醫宗心要，數千年授受不絕，有一定的學習方法和次第。初學者若無良師指點，則如盲人摸象，學海無舟。編者遵師所教，總結數代老師心傳，根據前輩提煉出的必讀書目，請教中醫文獻老前輩，選擇最佳版本，聘請專人精心校讎，依學習步驟，次第成輯。叢書以學習傳統中醫的啟蒙讀本爲開端，繼之以必學經典、各家臨證要籍，最終歸於《易經》，引導讀者進入『醫易大道』的高深境界。

叢書編校過程中，得到中醫界老前輩的全面指導。長期以來，編者通過各種方式求教於他們，師徒授受、臨證帶教、授課講座、耳提面命、電話指導。他們對本叢書的編輯、刊印給予了悉心指導，提出了寶貴的修改意見。三十餘位老先生一致認同：『成爲真正的、確有資格的中醫，一定要學好中國傳統文化！首先做人，再言學醫。應以啟蒙讀本如脈訣、藥性、湯頭爲開端，基本功要紮實；經典是根基，繼之以必學的中醫四大經典；各家臨證要籍、醫案等開拓眼界，充實、完善自己師承的醫學理論體系。趁著年輕，基礎醫書、經典醫書背熟了，終生受益！』『始終不可脫離臨床，早臨證、多臨證、勤臨證、反復臨證，不斷總結。中醫的生命力在臨床。』幾位老中醫強調：行有餘力，可深入研讀《易經》、《道德經》等。

百歲高齡的國醫大師干祖望老師談到：要成爲合格的中醫接班人，需具備『三萬』：『讀萬卷書，行萬里路，肉萬人骨。』並且諄諄告誡中醫學子：『首先必讀陳修園的《醫學三字經》。這本一定要讀！一定讀，非讀不可！對！熟記這一本，基礎紮實了，再讀《內經》、《本草》、《傷寒》，可以重點做讀書筆記。經典讀熟了，要讀「溫病」的書，我臨床上使用「溫病」的方子療效更好。』作爲《醫道傳承叢書》名譽總主編，他的理念思路代表了老一代的傳統學醫路徑。

國醫大師鄧鐵濤老先生強調了中醫的繼承就是對中華優秀傳統文化的繼承，中醫學是根植于中華文化、不同於西方現代醫學，臨床上確有療效，獨立自成體系的醫學。仁心仁術，溫故知新，繼承不離本，創新不離宗。

老先生們指出：『夫生者，天地之大德也；醫者，贊天地之生者也。』（《類經圖翼·序》）中醫生生之道的本質就是循生生之理，用生生之術，助生生之氣，達生生之境。還指出：中醫學術博大精深，是爲民造福的寶庫。學好中醫一要有悟性，二要有仁心，三要具備傳統文化的功底。只有深入中醫經典，用中醫自身理論指導臨床，才會有好的中醫療效。只有牢固立足中醫傳統，按照中醫學術自身規律發展，中醫才會有蓬勃的生命力。否則，就會名存實亡。

在此，叢書編委會全體成員向諸位老前輩表示誠摯的謝意。

本叢書在編輯、聘請顧問過程中得到北京中醫藥大學圖書館古籍室邱浩老師鼎力支持、大力協助，在此特致鳴謝！感謝書法家羅衛國先生爲本叢書題簽（先生系國學大師羅振玉曾孫，愛新覺羅·溥儀外孫，大連市文化促進會副會長，大連墨緣堂文化藝術中心負責人）。

古人廣藏書、精校書是爲了苦讀書、得真道。讀醫書的最終目的，在於領悟古人醫學神韻，將之施用於臨床，提高療效，造福蒼生。人命關天，醫書尤其要求文字準確。本套叢書選擇善本精校，豎版、繁體字排印，力求獻給讀者原典範本，圍繞臨證實踐，展示傳統中醫學教程的原貌，以求次第引導學習者迅速趣入中醫學正途。學習中醫者手此一編，必能登堂入室，一探玄奧；已通醫術的朋友，亦可置諸案頭，溫故知新，自然終生受益。限於條件，内容有待逐漸豐富，疏漏之処，歡迎大家批評指正。

學習方法和各輯簡介

良師益友，多方請益。勤求古訓，博采衆方。慎思明辨，取法乎上。學而時習，學以致用。大慈惻隱，濟世救人。（道生堂學規）。

古人學醫的基本形式爲半日侍診，半日讀書。行醫後還要堅持白天臨証，晚間讀書，終生學習。《朱子讀書法》說：『於中撮其樞要，厘爲六條：

曰循序漸進，曰熟讀精思，曰虛心涵泳，曰切己體察，曰著緊用力，曰居敬持志。……大抵觀書，先須熟讀，使其言皆若出於吾之口。繼以精思，使其意皆若出於吾之心。然後可以有得爾。』讀書先要誦讀，最好大聲地念，抑揚頓挫地念，能夠吟誦更好。做到眼到、口到、心到，和古人進入心息相通的境界，方可謂讀書入門。叢書大部分採用白文本，不帶註釋，更有利於初學者誦讀原文；特別是四大經典，初學者不宜先看註釋，以防先入爲主。書讀百遍，其義自見。在成誦甚至背熟後，文意不明，才可參看各家註釋，或請教師長。

在讀書教程方面，一般分三個學習階段，即基礎課程、經典課程、臨證各家。

第一輯：醫道門徑

本輯對應基礎課程，初學者若不從基礎入手，則難明古經奧旨。

《醫學三字經》是清代以來公認的醫學正統入門書，其內容深入淺出，純正精粹。

《瀕湖脈學》是傳統脈訣代表，脈學心法完備、扼要。

《藥性賦·藥性歌括》，其中《藥性賦》是傳統本草概說，兼取《藥性歌括》，更適於臨證應用。

《醫方集解》之外，又補充了《長沙方歌括》、《金匱方歌括》、《時方歌括》，歌訣便於背誦記憶。經方法度森嚴，劑量及煎服法都很重要！包含了經方劑量、煎服法的歌括，初學者要注意掌握。

第二輯：醫道準繩

本輯對應經典課程。《黄帝内經》（包括《素問》、《靈樞》）、《神農本草經》、《傷寒論》、《金匱要略》、《難經》，爲中醫必學經典，乃醫道之根本、萬古不易之準繩。

醫道淵深，玄遠難明，故本輯特編附翼：《太素》《甲乙經》《難經集注》《脈經》等，詳爲校注，供進一步研習中醫四大經典之用。

第三輯：醫道圓機

本輯首選清代葉、薛、吴、王溫病四大家著作，以爲圓機活法之代表，尤切當今實用。歷代各家著作，日後將擇期陸續刊印。明末清初大醫尊經崇原，遂有清代溫病學説興起。各家學説、臨證各科均爲經典的靈活運用，在學習了經典之後，才能融會貫通，悟出圓機活法。

第四輯：醫道溯源

本輯對應醫道根源、醫家修身課程。

《易經》乃中華文化之淵藪，『醫易相通，理無二致，可以醫而不知易乎？』（《類經附翼》）

《黃帝内經》夙尚『恬淡虛無，真氣從之；精神内守，病安從來』之旨；《道德經》一本『道法自然』、『清靜爲天下正』之宗，宗旨一貫，爲學醫者修身之書。

《漢書·五行志》：『《易》曰：「天垂象，見吉凶，聖人象之；河出圖，雒出書，聖人則之。」劉歆以爲虙羲氏繼天而王，受《河圖》，則而畫之，八卦是也；禹治洪水，賜《雒書》，法而陳之，《洪範》是也。』《尚書·洪範》爲『五行』理論之源頭。

隋代蕭吉《五行大義》集隋以前『五行』理論之大成，是研究『五行』理論必讀之書。

繁體字的意義

傳承醫道的中醫原典，採用繁體字則接近古貌，故更爲準確。

以《黃帝內經·靈樞·九針十二原》爲例：

繁體字版：『知機之道者，不可掛以髮；不知機道，叩之不發。』

簡體字版：『知机之道者，不可挂以发；不知机道，叩之不发。』

《靈樞經》在這裏談到用針守機之重要。邪正之氣各有盛衰之時，其來不可迎，其往不可及。宜補宜瀉，須靜守空中之微，待其良機。當刺之時，如發弩機之速，不可差之毫髮，於邪正往來之際而補瀉之；稍差毫髮則其機頓失。粗工不知機道，敲經按穴，發針失時，補瀉失宜，則血氣盡傷而邪氣不除。簡體字把『髮』、『發』統寫爲『发』字，給理解經文造成了障礙。

繁體字版：『方刺之時，必在懸陽，及與兩衛，神屬勿去，知病存亾。』

簡體字版：『方刺之时，必在悬阳，及与两卫，神属勿去，知病存亡。』

『衛』，《甲乙經·卷五第四》《太素·卷二十一》均作『衡』。『陽』『衡』『亾』皆在段玉裁《六書音韻表》古韻第十部陽韻；作『衛』則於韻不協。『衡』作『眉毛』解，《靈樞·论勇第五十》曰：『勇士者，目深以固，長衡直揚。』『兩衡』即『兩眉』，經文的意思是：『准備針刺之時，一定要仔細觀察患者的鼻子與眉毛附近的神彩；全神貫注不離開，由此可以知道疾病的傳變、愈否。』於醫理爲通；『衡』又作『眉上』解，《戰國策·中山策》鮑彪注：『衡，眉上。』『兩衡』指『兩眉之上』，於醫理亦通。作『兩衡』則於上下文句醫理難明。故『衡』乃『衡』形近鈔誤之字，若刊印爲簡化字『卫』，則難以知曉其當初爲『衡』形近致誤。

《醫道傳承叢書》編委會　壬辰正月

點校說明

《老子》又名《道德經》，是道家學派的經典著作。自先秦以來，有關《老子》的注疏解說，多達數百種。在汗牛充棟的《老子》注本中，河上公《老子章句》是成書較早、流傳較廣、影響較大的一家。但是，河上公其人其書的時代和真僞問題，一直是學術史上的一個難題，古今中外的學者雖已做了大量考證，至今仍聚訟紛紜。下面我們就《河上公章句》的作者、時代、思想內容、歷史地位及版本情況做些介紹。

一、作者與成書時代

《河上公章句》相傳爲河上丈人或河上公所撰。《史記》最早記載河上丈人，說他是安期生的老師，但司馬遷『不知其所出』（《史記·樂毅列傳》）。魏晉之際，皇甫謐提到戰國末河上丈人著《老子章句》（《太平御覽》卷五〇七引皇甫謐《高士傳》）。雖然此書《漢書·藝文志》不見著錄，但至遲在魏晉時代已經流傳。嵇康認爲河上丈人就是河上公（《太平御覽》卷五一〇引嵇康《高士傳》）。三國吳葛玄《老子道德經序訣》記述了河上公向漢文帝傳授《老子道德經章句》二卷之事，晉葛洪《神仙傳》也記載了河上公授素書漢文帝的故事。二葛所述有荒誕成分，後世學者表示懷疑。《隋書·經籍志》著錄『《老子道德經》二卷』，『漢文帝時河上公注』，又載『梁有戰國時河上丈人注《老子經》二卷』。《新唐書》《舊唐書》僅錄河上公注。唐宋以來，關於河上公與河上丈人是一人還是兩人，是否真有其人其作，有過許多討論，至今仍有不同意見。王明先生認爲：『戰國之末，當有「河上丈人」，但並未爲《老子注》。漢文帝時，實無河上公其人，更無所謂《老子章句》，今所傳《老子河上公章句》，蓋後漢人所依托耳。』（《道教和道家思想研究》，中國社會科學出版社，1984年，302頁）陳廣忠先生認爲：『若依嵇康之論，「河上公」、「河上丈人」爲一人，那麼，我們不能否認司馬遷的記載，也沒有充足理由否定《隋書·經籍志》書目所錄。也就是說，河上公在漢文帝時還活在世上。』（《中國道家新論》，黄山書社，2001年，494頁）

關於《河上公章句》的成書時代，歷來爭議不斷，學者們從思想内容、版本學、語言學等角度進行了考證，但至今沒有定論。概括而言，大致有以下幾種主張：一是認爲成書於西漢中前期（如金春峰、黄釗、陳廣忠）；二是認爲成書於東漢（如馮友蘭、吉岡義豐、王明、湯一介、饒宗頤、王卡）；三是認爲成書於兩漢之際（如吳相武、陳鼓應）；四是認爲成書於魏晉以後，或王弼之後（如馬敘倫、高明），或葛洪之世（如谷方），或劉宋末

（小林正美），或晉至六朝末（楠山春樹），或唐初（島邦男）。王清祥《〈老子河上公注〉之研究》（台灣新文豐出版有限公司，1994年）、鄭燦山《〈河上公注〉成書時代及其思想史、道教史之意義》（《漢學研究》2000年第18卷第2期）、黄釗《〈老子〉河上公章句成書時限考論》（《中州學刊》2001年第2期）、王寶利《〈老子〉河上公章句成書時限再考》（《廣西社會科學》2007年第1期）等都有介紹。目前，大多數學者認爲成書於兩漢，但具體是西漢還是東漢，仍然没有一個確切的答案。

二、思想内容

關於《河上公章句》的思想内容，唐陸德明《經典釋文·敘録》概括此書要旨爲『言治身治國之要』。誠如其所言，河上公注里以治國和治身並稱的説解很多，有時講治國時帶上治身，有時講治身時帶上治國，這是河上公注的一個突出特點。王卡先生明確指出：『其主要内容是以漢代流行的黄老學派無爲治國、清静養生的觀點解釋《老子》經文。天道與人道相通，治國與治身之道相同，二者皆本於清虚無爲的自然之道，這是《河上公章句》的基本思想。』（《老子道德經河上公章句》，中華書局，1993年，8頁）

由於《河上公章句》將養生提到了相當突出的地位，因此對於該書内容側重治國還是治身、作者是否有重治身輕治國思想等問題，學術界看法並不一致。有人主張以治身爲主，如王明先生認爲『《河上公章句》者，以論治身養生爲主義』（《道教和道家思想研究》304頁），王卡先生認爲『《河上公章句》對治國與治身之道雖皆有論述，但其重點卻在治身養生』（《老子道德經河上公章句》11頁）。有人主張以治國爲主，如雷健坤先生認爲『《河上注》一書旨在通過「治身」這一現實的中介來闡明治國之道』（《人文雜誌》

1997年第6期）。有人主張身國並重，如陳廣忠先生認爲『全書以治身治國論爲主旨，貫穿始終。……無論孰先孰後，都是闡明一個道理：國、身一體』（《中國道家新論》494-496頁）。王明先生認爲『河上公之學，重治身而輕治世也彰彰明甚』（《道教和道家思想研究》306頁），王卡先生也認爲作者有『輕治國而重治身』的思想傾向（《老子道德經河上公章句》11頁），熊鐵基先生則認爲『不僅不能説「重治身輕治國」，甚至應該説主要目的是爲了「治國」。……作者所重視的是治國之「經術政教」，治身治國並提，是要求君主從治身作起並以治身之道治國，不能正己焉能正人之意』（《秦漢新道家》，上海人民出版社，2001年，450-452頁）。

《河上公章句》就經爲注，逐章逐句解釋《老子》，主要依據《老子》的基本觀點和思想來立論，但河上公想表達的思想十分明確，有些解釋符合

《老子》原意，有些則完全是己意的借題發揮，與一般理解不同，甚至相反。《河上公章句》對《老子》思想的根本把握，可以概括爲三點：一是道論，二是治國論，三是養生論（熊鐵基《秦漢新道家》447頁）。具體來說，一是以『元氣』解道的宇宙學說，二是『致太平』的政治思想，三是愛氣養神的長生論（張運華《身國並重的道家養生論——論〈老子河上公章句〉》，《中國道教》1997年第1期）。

河上公繼承了《老子》的宇宙生成論，認爲道是宇宙萬物的根源，『道無形混沌而生萬物』。有所發展的是，認爲道是一種原始之氣，即元氣。在解釋《老子》第四十二章『道生一，一生二，二生三，三生萬物』時，表達了自己的看法：由道首先生出一，即精氣，由精氣分爲陰和陽，由陰、陽再生出和氣、清氣、濁氣，由清、濁、和三氣分爲天、地、人，天地生成萬物，人長養之。道化生萬物之後並不是消失了，而是滲透於萬物之中，『道通行天地，無所不入』，『萬物之中皆有元氣』。河上公以『氣』充實了『道』，建立了一個比較系統的氣化學說，在道概念的發展史上創立了一家之言，爲道家思想的發展做出了貢獻。

河上公和其他黄老學者一樣，是關注社會政治問題的。他從一開始就把《老子》的思想切入社會政治，在解釋《老子》第一章『道可道，非常道』時，將『道』分爲『經術政教之道』和『自然長生之道』，將治國與治身相提並論，這是河上公的一大發明。雖然『自然長生之道』是他所理想的，但落到『可道之道』的實處，即爲『無爲養神』、『無事安民』等等。河上公堅持《老子》無爲而治的基本立場，主張清静無爲，崇尚儉樸質直，反對禮樂浮華，强調『用道治國』，以『致太平』。河上公認爲君主起着決定作用，應以身作則，愛惜民力，不爲奢泰，不嗜武濫刑。河上公還吸收了儒家的思想，一方面批評了儒家的仁義道德，一方面又肯定了儒家的經術政教。

河上公以其道論爲理論基礎，繼承了道家損情寡欲、清靜無爲的傳統理論，極大地發揮了道家益壽延年的養生思想，提出了以『愛氣養神』爲核心、『長生久壽』爲目的的養生理論。受注經體制之限，關於養生的論述散見於各章，王明先生歸納爲呼吸行氣、愛精氣、養神、除情欲等四個方面（《道教和道家思想研究》307-313頁），王卡先生指出河上公重視保養精氣神的三大養生要術：行氣、固精、養神（《老子道德經河上公章句》12-14頁）。河上公養生之法雖然受了神仙思想的影響，但不是尋求不死之藥以圖成神成仙，而是主張『懷道抱一』，導引行氣，依靠自身修煉達到長生久壽。這種長生思想被後來的道教繼承和發展，爲道教的產生提供了某些理論上、思想上的契機。

要想全面了解河上公注的思想內容，可參閲台灣新文豐出版有限公司1994年出版的王清祥《〈老子河上公注〉之研究》。該書通過天、地、人、神四元結構的闡析，系統探討了河上公注的宇宙論、養生學、政治論、神仙思想，全面彰顯了河上公注在道教史上的重要性與特點。

三、歷史地位

《河上公章句》成書以後，流傳頗廣，並常被徵引。隨着道教的發展，《河上公章句》成爲道教徒必須傳授修習的經典之一。除了道教界，河上公注本也普遍流行於文人學者與士大夫階層，比如梁皇侃《論語義疏》、隋蕭吉《五行大義》、唐陸德明《經典釋文》、魏徵《群書治要》、李善《文選注》、顔師古《漢書注》、李賢《後漢書注》、賈公彥《周禮疏》、馬總《意林》等書，都引述河上公注。甚至不信道教的僧人，如唐釋法琳《辨正論》等，也引述河上公注。在敦煌出土的六朝唐寫本《老子》中，以河上公本爲最多，可見其流傳之盛。唐初官方學校教授《老子》所用課本即爲《河上公章句》，直到開元七年才以唐玄宗《御注道德經》取代河上注的統治地位。但御注所用《老子》經文實際上仍爲河上本，御注與河上注兼行。開元年間，學者劉知幾上書奏請廢河上注而存王弼注，宰相宋璟、博士司馬貞等反對廢止河上注，主張兩家並行，唐玄宗下詔認可。唐以後，河上公注本與王弼注本作爲最盛行的兩種注本，一直流傳至今。

朱謙之先生認爲『河上本近民間系統』、『王本屬文人系統』（《老子校釋·序文》，中華書局，1984年），這種說法有失偏頗，其實河上本不但在民間流行，在文人學者與士大夫階層也很流行，其影響是其他注本難以望其項背的。縱觀整個老學史，王弼注的影響稍遜於河上公注。究其原因，與它們的思想内容有關。王卡先生言：『河上注文主要以漢代黄老學思想解說《老子》，而與魏晉玄學家以哲學本體論解《老》有所不同。』（《老子道德經河上公章句》3頁）河上公注以無爲治國、清静養生的觀點解釋《老子》，將治國與治身相提並論，一方面符合統治者的需要，另一方面也切合普通民衆的需求。而王弼注重在闡發《老子》的哲學意藴特别是玄學理論，比較符合一些喜歡談玄説理的文人士大夫的需要，但距離下層民衆較遠。因此，相較而言，河上公注更受青睞。

《河上公章句》是第一部全面詮釋《老子》思想的專著，對老子思想、漢代道家思想以及早期道教思想的研究具有重要價值，在思想史、道教史上佔有承前啟後的地位，可説是一部融合漢代思想與神仙觀念而向道教發展之過渡性經典，或者説是道家向道教轉型的中間一環。

《河上公章句》是現存最早的完整注釋《老子》的本子，在版本學上具有重要價值。作爲《老子》的古本之一，其經文與許多文本多有不同之處，但與長沙馬王堆漢墓出土的帛書本相同之處較多。有學者認爲，河上公注本有的地方勝過王弼注本，二注可以取長補短。

《河上公章句》是養生學、氣功學的早期經典之一，對道醫、中醫養生研究具有重要價值。

四、傳世版本

《河上公章句》在流傳過程中，出現了不同的版本。現存有關《河上公章句》的版本和文獻資料甚多，王卡先生將其分爲以下六大類：唐代抄本及引論文獻，日本舊抄本和刻本，宋刻本，纂圖互註本，道藏諸本，明清刻本

（《老子道德經河上公章句》14-16頁，320-327頁）。嚴靈峰先生所編的《無求備齋老子集成》（台灣藝文印書館，1965年）影印六朝到民國以來中外歷代《老子》著述之重要版本，分寫本、石本、刻本、註本四類，大大方便了學者閱讀和研究。下面我們參考王卡先生的研究成果，重點介紹幾種版本：

（一）敦煌唐寫本

敦煌遺書有唐抄《河上公章句》三種，即S477、S4681-P2639、S3926號寫本。以上諸本皆殘缺不全，但尚可大致窺見唐代傳本原貌，並可以之鑒別後代傳本之優劣。唐代傳本各章無章名，是與後代傳本的重要區別。

①《老子道經河上公章句》

敦煌唐寫本，S477號。首尾均殘損，起第三章注『和柔謙讓』之『讓』字，終第二十章『如春登臺』之『臺』字。各章無章名。第十六章後題『老子道經河上公章句第二品』，故原本當爲四品。經注連書，注單行，經注間空一格以示區别。

②《老子德經河上公章句》

敦煌唐寫本，S4681-P2639號。兩本原爲同一卷子而撕裂爲二，接合後卷尾仍有殘缺。卷首題『老子德經下卷上河上公章句』，故原本當爲四卷。起第三十八章，終第七十七章『唯有道者』之『唯』字。各章無章名。經文單行，注爲雙行小字。

③《老子德經河上公章句》

敦煌唐寫本，S3926號。卷首殘缺，起第三十九章『侯王無以貴高』之『高』字，卷尾完好，終第八十一章末。各章無章名。第五十九章後題『老子德經下河上公章句第四』，故原本當爲四卷。經注連書，注單行，經注間空一格以示區别。

（二）宋刻本

宋刻《河上公章句》的代表爲《四部叢刊》影印常熟瞿氏鐵琴銅劍樓藏宋建安虞氏刊本、《天禄琳琅叢書》影印宋劉氏麻沙本。二者文字幾乎完全相同，皆爲南宋麻沙坊刻本。卷首有葛玄《序訣》，各章前有章名，注文中附有音釋，並雜入王弼、唐明皇注語，且多用生僻異體字，這些都與敦煌唐寫本不同，當係宋人所加。明以後刻本多源於此本。

①《老子道德經河上公章句》

四卷。《四部叢刊》影印常熟瞿氏鐵琴銅劍樓藏宋建安虞氏刊本。編首節録葛玄《老子道德經序訣》前二段以爲序，其次爲目録。各章前有章名。注爲雙行小字，内『慎』字減筆，乃避宋孝宗諱。注文中雜有音釋及王弼、唐明皇注，且多用俗字、異體字，紙墨不精，係南宋麻沙坊刻本。

②《音註河上公老子道德經》

四卷。《天祿琳琅叢書》影印宋劉氏麻沙刊本。原題『東萊先生吕祖謙重校正』。此本文字及行款最接近《四部叢刊》影宋本，僅個別誤刻字除外。

（三）道藏本

明《正統道藏》收《河上公章句》一種，另有全錄或節錄河上注文的其他《老子》注本數種。《正統道藏》雖刻於明代，其前身則爲唐、宋、金、元編修之舊《道藏》，故所收道書頗有保存古本原貌者。如河上公《道德真經註》、顧歡《道德真經注疏》、强思齊《道德真經玄德纂疏》所錄河上注文，比較接近唐抄本，其版本價值較高。1923年至1926年，上海涵芬樓借北京白雲觀所藏《正統道藏》影印。1988年，文物出版社、上海書店、天津古籍出版社共同協作，據原涵芬樓影印本影印出版。

①《道德真經註》四卷。《正統道藏》洞神部玉訣類收入。題『河上公章句』。各章前有章名。經注連書，注爲單行小字，內『匡』字減筆，避宋太祖諱，當係從北宋政和刊舊《道藏》翻刻，其篇第近古。

②《道德真經註疏》八卷。《正統道藏》洞神部玉訣類收入。原題『吳郡徵士顧歡述』。按：顧歡爲南朝道士，卒於南朝永明年間，而此本引及唐人注解，顯非顧氏所作，應爲唐人舊著。書中錄存《老子》古注二十餘家，河上注僅缺漏第四至十章。注文近古本，可訂正影宋本數百處。

③《道德真經玄德纂疏》

二十卷。《正統道藏》洞神部玉訣類收入。題『濛陽强思齊纂』。編首有乾德二年（920年）杜光庭序，謂强思齊被高祖神武皇帝（前蜀王建）賜號玄德大師，爲報答聖恩，乃纂集是書。書中録存唐玄宗、河上公、嚴君平、李榮、成玄英等人的注疏。其中河上公注全部録存，文字與河上公《道德真經註》、顧歡《道德真經注疏》注文接近。

（四）明清刻本

明清《河上公章句》刻本的代表爲明世德堂刊《六子》本、明刊《中都四子集》本、清《四庫全書》本，號稱善本。雖大抵本於宋刻本，但很多地方可以校正宋刻本。

《河上公章句》作爲流傳既久且廣的《老子》古注，歷代研究整理者頗多。具體成果參見嚴靈峰先生《周秦漢魏諸子知見書目》（中華書局，1993

年），該書收錄了中外歷代有關《老子》的書目，其中與《河上公章句》相關的著述、版本搜羅頗豐，爲後學進行研究提供了極大的便利。當代學者校理《河上公章句》的著作主要有：徐䜣《老子河上公章句講解》，收入《中國氣功四大經典講解》，浙江古籍出版社1989年出版；王卡點校《老子道德經河上公章句》，中華書局1993年出版；劉固盛點校《道德真經註》，收入《中華道藏》第九册，華夏出版社2004年出版；鄭成海《增訂老子河上公注疏證》，台灣華正書局有限公司2008年出版。

五、點校說明

本次點校以1988年文物出版社、上海書店、天津古籍出版社影印道藏本河上公《道德真經註》爲底本。參校本主要有《四部叢刊》影印常熟瞿氏鐵琴銅劍樓藏宋建安虞氏刊本《老子道德經河上公章句》（簡稱叢刊本）、道藏本顧歡《道德真經注疏》（簡稱顧本）、道藏本强思齊《道德真經玄德纂疏》（簡稱强本）、敦煌唐寫本《河上公章句》殘卷（簡稱敦煌本）。本次點校採用現代標點，不作詳校。對《老子》經文和河上公注文採取不同的校勘方式：對《老子》經文，凡與叢刊本、王弼本（據樓宇烈《老子道德經校釋》，中華書局，2008年）不同之處（包括部分異體字），不改原文，出校記説明，以便於讀者進行比較；對河上公注文，僅對明顯影響文意之處進行校勘，如需改動，在校記中説明。在點校過程中，我們參考了很多前修時賢的研究成果，在此謹致謝忱。然本人才疏學淺，疏漏之處，還望讀者指正。

點校者　二〇一三年四月

目錄

道德真經註卷之一

河上公章句

體道第一

道可道，謂經術政教之道也。

非常道；非自然長生之道。常道，當以無爲養神，無事安民，含光藏煇，滅跡匿端，不可稱道也。

名可名，謂富貴尊榮高世之名也。

非常名。非自然常在之名。常名，當如嬰兒之未言，雞子之未分，明珠在蚌中，美玉在石間，内雖昭昭，外如頑愚。

無名，天地之始；無名，謂道。道無形，故不可名也。始者，道之本也。吐氣布化，出於虛無，爲天地之本始者也。

有名，萬物之母。有名，謂天地。天地有形位、陰陽、有剛柔，是其名也。萬物母者，天地含氣生萬物，長大成就，如母之養子也。

故常無欲，以觀其妙；妙，要也。人常能無欲，則以觀道之要妙。要，謂一也。一出布名道，讚叙明是非也。

常有欲，以觀其徼。徼，歸也。常有欲之人，可以觀世俗之所歸趣也。

此兩者，同出而異名，兩者，謂有欲、無欲也。同出者，謂同於人心。異名者，所名曰異。名無欲者長存，名有欲者亡身。

同謂之玄。玄，天也。謂有欲之人與無欲之人，同受氣於天。

玄之又玄，天中復有天也。禀氣有厚薄，得中和滋液，則生賢聖；得錯亂濁辱，則生貪淫。

衆妙之門。能知天中復有天，禀氣有厚薄，除情欲，守中和，是謂知道要妙之門户。

養身第二

天下皆知美之爲美，自揚己美，使顯彰也。

斯惡已；有危亡也。

皆知善之爲善，有功名也。

斯不善已。人所爭也。

故有無相生，見有而爲無也。

難易之相成，叢刊本、王弼本無『之』字。見難而爲易也。

長短之相形，叢刊本作『長短相形』，王弼本作『長短相較』。見短之相形也。

高下之相傾，叢刊本、王弼本無『之』字。見高而爲下也。

音聲之相和，叢刊本、王弼本無『之』字。上唱下必和也。

前後相隨。上行下必隨。

是以聖人處無爲之事，以道治也。

行不言之教，以身師道。

萬物作焉而不辭，各自動作，不辭謝而逆止。

生而不有，元氣生萬物而不有。

爲而不恃，道所施爲，不望其報。

功成弗居。叢刊本、王弼本作『功成而弗居』。功成事就，退避不居其位。

夫惟不居，叢刊本作『夫惟弗居』，王弼本作『夫唯弗居』。夫惟功成不居其位。

是以不去。福德常在，不去其身。此言不行不可隨，不言不可知，疾上六句有高下長短，若開一源，下生百端，百端之變，無不動亂。

安民第三

不尚賢，賢，謂世俗之賢，辨口明文，離道行權，去質爲文。不尚者，不貴之以禄，不尊之以官也。

使民不爭；不爭功名，乃自然也。

不貴難得之貨，言人君不御好珍寶，則黄金弃於山，珠玉捐於淵也。

使民不爲盜；上化清净，下無貪人。

不見可欲，放鄭聲，遠佞人。

使心不亂。『心』，王弼本作『民心』。不邪淫也。

是以聖人之治，叢刊本無『之』字。說聖人治國與治身。

虛其心，除嗜欲，去煩亂。

實其腹，懷道抱一，守五神也。

弱其志，和柔謙讓，不處權也。

强其骨，愛精重施，髓滿骨堅也。

常使民無知無欲，反朴守淳。

使夫知者不敢爲也。『知』，王弼本作『智』。思慮深，不輕言。

爲無爲，不造作，動因循。

則無不治。德化厚，百姓安。

無源第四

道沖而用之，沖，中也。道匿名藏譽，其用在中。

或不盈。或，常也。道常謙虛，不盈滿。

淵兮似萬物之宗。『兮』叢刊本作『乎』。道淵深不可知也，似爲萬物之宗祖。

挫其銳，銳，進也。人欲銳情進取功名，當挫止之，法道不自見也。

解其紛，紛，結恨也。當念道無爲以解釋。

和其光，言雖有獨見之明，當如闇昧，不當以曜亂人也。

同其塵。當與衆庶同，不當自殊別。

湛兮似若存。『若』，王弼本作『或』。言當湛然安靜，故能長存不亡。

吾不知其誰之子，叢刊本、王弼本無『其』字。老子言：我不知道所從生之矣。

象帝之先。道自在天帝之前，此言道乃先天地生也。至今者，以能安靜湛然，不勞煩。欲使人修身法道。

虛用第五

天地不仁，天施地化，不以仁恩，任自然。

以萬物爲蒭狗；『蒭』，叢刊本、王弼本作『芻』。天地生萬物，人最爲貴，天地視之如蒭草狗畜，不責望其報。

聖人不仁，聖人愛養萬民，不以仁恩，法天地之行自然。

以百姓爲蒭狗。『蒭』，叢刊本、王弼本作『芻』。聖人視百姓如蒭草狗畜，不責望於其禮意。

天地之間，天地之間空虛，和氣流行，故萬物自生。人能除情欲，却滋味，清五臟，則神明居。

其猶橐籥乎？橐籥中空虛，故能有聲氣。

虛而不屈，動而愈出。言空虛無有竭時，動搖之，益出聲氣。

多言數窮，多事害神，多言害身，口開舌舉，必有禍患。

不如守中。不如守德於中，育養精神，愛氣希言。

成象第六

谷神不死，谷，養也。人能養神，則不死。神謂五藏神也：肝藏魂，肺藏魄，心藏神，脾藏意，腎藏精與志。五藏盡傷，則五神去。

是謂玄牝。言不死之道，在於玄牝。玄，天也，於人爲鼻。牝，地也，於人爲口。天食人以五氣，從鼻入，藏於心。五氣清微，爲精神聰明音聲五性。其鬼曰魂，魂者，雄也，主出入人鼻，與天道通，故鼻爲玄也。地食人以五味，從口入，藏於胃。五味濁辱，爲形骸骨肉血脉六情。其鬼曰魄，魄，雌也，出入於口，與地通，故口爲牝。

玄牝之門，是謂天地之根。『是謂天地之根』，叢刊本、王弼本無『之』字。根，元也。言鼻口之門，乃是通天地之元氣所從往來。

綿綿若存，『綿綿』，王弼本作『緜緜』。鼻口呼吸喘息，當綿綿微妙，若可存，復若可無有。

用之不勤。用氣當寬舒，不當爲急疾勤勞。

韜光第七

天長地久。說天地長生久壽，以教喻人也。

天地所以能長且久者，以其不自生，天地所以獨能長且久者，以其安靜自然，施不求報，不如世人居處汲汲求自饒之利，奪人以自與矣。

故能長生。以其不求生，故能長生不終也。

是以聖人後其身，先人而後己。

而身先；天下敬之，先以爲長。

外其身，薄己而厚人。

而身存。百姓愛之如父母，敬之如神明，祐之若赤子，故身常存也。

以其無私，叢刊本、王弼本作『非以其無私邪？』聖人爲人所愛，神明所祐，非以其公正無私所致乎？

故能成其私。人以私者，欲以厚己也。聖人無私而己自厚，故能成其私也。

易性第八

上善若水。上善之人，如水之性。

水善利萬物水在天爲霧露，在地爲泉。

而不爭，處衆人之所惡，衆人惡卑濕垢濁，水獨靜流居之矣。

故幾於道。水性幾與道同。

居善地，水性善喜於地，在草木之上即流而下，有似於牝動而下人也。

心善淵，水深空虛，淵深清明。

與善人，『人』，叢刊本、王弼本作『仁』。萬物得水以生，與虛不與盈也。

言善信，水内影照形，不失其情。

政善治，『政』，叢刊本、王弼本作『正』。無有不洗，清且平也。

事善能，能方能圓，曲直隨形。

動善時。夏散冬凝，應期而動，不失天時也。

夫唯不爭，壅之則止，決之則流，聽從人也。

故無尤。水性如是，故天下無有怨尤水者也。

運夷第九

持而盈之，不如其已。盈，滿也。已，止也。持滿必傾，不如止也。

揣而鋭之，不可長保。『鋭』，王弼本作『棁』。揣，治也。先揣之，後必弃捐。

金玉滿堂，莫之能守。耆欲傷神，財多累身。

富貴而驕，自遺其咎。夫富當賑貧，貴當矜賤，而反自驕恣，必被禍害。

功成、名遂、身退，天之道。『功成、名遂、身退』，王弼本作『功遂身退』。言人所爲，功成事立，名跡稱遂，不退身避位，則遇於害，此乃天之常道也。譬日中則移，月滿則虧，物盛則衰，樂極則哀。

能爲第十

載營魄，營魄，魂魄也。人載魂魄之上得以生，當愛養之。喜怒亡魂，卒驚傷魄。魂在肝，魄在肺。美酒甘肴，傷人肝肺。故魂靜，志道不亂；魄安，得壽延年也。

抱一，能無離乎？叢刊本無「乎」字。言人能抱一，使不離於身，則長存。一者，道德所生，太和之精氣也，故曰一。一布名於天下，天得一以清，地得一以寧，侯王得一以爲正平。入爲心，出爲行，布施爲德，總名爲一。一之爲言，志一而無二也。

專氣致柔，專守精氣使不亂，則形體能應之而柔順矣。

能如嬰兒乎？『能如嬰兒乎』，叢刊本作『能孾兒』，王弼本作『能嬰兒乎』。內無思慮，外無政事，則精神不去。

滌除玄覽，當洗其心，使潔清也。心居玄冥之處，覽知萬事，故謂之玄覽。

能無疵乎？叢刊本無『乎』字。不淫邪也。

愛民治國，治身者愛氣則身全，治國者愛民則國安。

能無爲乎？『能無爲乎』，叢刊本作『能無知』，王弼本作『能無知乎』。治身者呼吸精氣，無令耳聞；治國者布施德惠，無令下知。

天門開闔，天門，北極紫微宮。開闔，終始五際也。治身之天門謂鼻孔，開謂喘息也，闔謂呼吸也。

能無雌乎？叢刊本無『乎』字。治身當如雌牝安靜柔弱，治國應變而不唱也。

明白四達，言道明如日月，四通滿於天下八極之外。故曰視之不見，聽之不聞，彰布十方，煥煥煌煌矣。

能無知乎？『能無知乎』，叢刊本作『能無知』，王弼本作『能無爲乎』。無有能知道滿於天下矣。

生之畜之，道生萬物而畜養之。

生而不有，道生萬物，無所取有。

爲而不恃，道所施爲，不恃望其報也。

長而不宰，道長養萬物，不宰割以爲器用。

是謂玄德。言道德玄冥，不可得見，欲使人知道也。

無用第十一

三十輻共一轂，古者車三十輻，法月數也。共一轂者，中有孔，故衆輻湊之。治身者當除情去欲，使五藏空虛，神乃歸之。

當其無，有車之用；無爲空虛。轂中空虛，輪得轉行；轝中空虛，人得載其上。

埏埴以爲器，埏，和也。埴，土也。和土以爲飲食之器。

當其無，有器之用；器中空虛，故有所受。

鑿户牖以爲室，謂作室屋。

當其無，有室之用。户牖空虛，人得以出入；室中空虛，人得以居處。

故有之以爲利，利，物也。利形於用，器中有物。室中有人，恐其屋破壞；腹中有神，畏其形消亡。

無之以爲用。言虛空者，謂盛受萬物，故曰虛無能制有形。道者，虛空也。

檢欲第十二

五色令人目盲，貪好淫色，則傷精失明，不能視無色之色。

五音令人耳聾，好聽五音，則和氣去心，不能聽無聲之聲。

五味令人口爽，爽，亡也。人嗜五味，則亡失於道味。

馳騁田獵令人心發狂，「田」，王弼本作「畋」。人精神好安靜，馳騁呼吸，精神散亡，故發狂也。

難得之貨令人行妨。妨，傷也。金銀珠玉，心貪意欲，不知猒足，則行傷身辱也。

是以聖人爲腹，守五性，去六情，節志氣，養神明。

不爲目，目不妄視，妄視則泄精於外。

故去彼取此。去彼目之妄視，取此腹之養神。

猒耻第十三

寵辱若驚，身寵亦驚，身辱亦驚。

貴大患若身。貴，畏也。若，至也。畏大患至身，故皆驚。

何謂寵辱？王弼本作『何謂寵辱若驚』。問何謂之寵，何謂之辱。寵，尊榮也。辱，耻辱也。還自問者，爲曉於人。

辱爲下。『辱』，王弼本作『寵』。辱爲下賤。

得之若驚，得寵榮者驚，處高位如臨危也。貴不敢驕，富不敢奢。

失之若驚，失者，失寵處辱。驚者，恐禍重來。

是謂寵辱若驚。解上『得之若驚，失之若驚』。

何謂貴大患若身？復還自問。

吾所以有大患者，爲吾有身。吾所以有大患者，爲吾有身。有身，憂其勤勞，念其飢寒，觸情從辱，『辱』，叢刊本作『欲』。則遇禍患。

及吾無身，吾有何患？使吾無身，體道自然，輕舉升雲，出入無間，與道通神，當有何患？

故貴以身爲天下者，則可以寄於天下；『則可以』，叢刊本作『則可』。王弼本作『故貴以身爲天下，若可寄天下』。言人君貴其身而賤人，欲爲天下之主者，則可寄止，不可託也。

愛以身爲天下者，乃可以託於天下。王弼本作『愛以身爲天下，若可託天下』。言人君能愛其身，非爲己也，乃欲爲萬民之父母，以此德爲天下之主，乃可以託身於民上，長無咎也。

贊玄第十四

視之不見名曰夷，無色曰夷。言一無彩色，不可得而視之矣。

聽之不聞名曰希，無聲曰希。言一無音聲，不得聽而聞之矣。

搏之不得名曰微。『搏』，叢刊本作『摶』。無形曰微。言一無體，不可搏持而得之。

此三者不可致詰，三者，夷、希、微也。不可致詰者，謂無色、無聲、無形，口不能言，書不能傳，受之以靜，求之以神，不可詰問而能得也。

故混而爲一。混，合也。故三名合而爲一。

其上不皦，言一在天上，不皎皎光明，上下無窮極也。

其下不昧，言一在天下，不昧昧有所暗冥。

繩繩兮不可名，叢刊本、王弼本無『兮』字。繩繩者，動行無窮極也。不可名者，非一色也，不可以青黄赤白黑别也；非一聲也，不可以宫商角徵羽聽也；非一形也，不可以長短小大度也。

復歸於無物。物，質也。物當歸之以無質。

是謂無狀之狀，言一無形狀，而能爲萬物作形狀。

無物之象，一無物質，而爲萬物設形象。

是謂忽怳，叢刊本作『是爲忽恍』，王弼本作『是謂惚恍』。言一忽忽怳怳，若存若亡，不可得見。

迎之不見其首，一無端末，不可預待也。除情去欲，自歸之。

隨之不見其後。言一無影跡，不可得而見。

執古之道，以御今之有，聖人執古之道，生一以御萬物，知今當有一也。

以知古始，是謂道紀。『以』，王弼本作『能』。人能知上古本始有一，是謂知道之紀綱也。

顯德第十五

古之善爲士者，謂得道之君也。

微妙玄通，玄，天也。言其志節玄妙，精與天通。

深不可識。道德深遠，不可識知，内視如盲，反聽若聾，莫知所長。

夫唯不可識，故强爲之容：謂下句也。

豫兮若冬涉川，「豫」，叢刊本作「與」，「兮」，王弼本作「焉」。舉事輒加重慎，豫豫兮若冬涉川，心難之。

猶兮若畏四鄰，「鄰」，叢刊本作「隣」。其進猶猶若拘制，若人犯法，畏四鄰之知。

儼兮其若客，「客」，王弼本誤作「容」。如客對主人，儼然無所造作也。

涣兮若冰之將釋，涣者，解散也。釋者，消亡也。謂除情去欲，日以空虛也。

敦兮其若樸，「樸」，叢刊本作「朴」，下同。敦者，質厚也。樸者，形未分也。內守精神，外無文彩。

曠兮其若谷，曠者，寬大也。谷者，「者」，原本作「有」，據叢刊本改。空虛。不有德功名，無所不包也。

渾兮其若濁。「渾」，王弼本作「混」。渾者，守本真也。濁者，不昭然也。與衆合同，不自尊。

孰能濁以止靜之，徐清？叢刊本、王弼本無「止」字。孰，誰也。誰能如水之濁，止而靜之，徐徐而自清。

孰能安以久動之，徐生？誰能安靜以久，徐徐以長生也。

保此道者，不欲盈。保此長生之道，不欲奢泰盈溢。

夫唯不盈，故能弊不新成。『弊』，叢刊本、王弼本作『蔽』。夫唯不盈滿之人，能守弊，不爲新成。守弊者，匿光盈也。『盈』，叢刊本作『榮』。新成者，貴功名也。

歸根第十六

致虚極，『致』，叢刊本作『至』。致，至也。道人捐情去欲，五藏清静，至於虚極也。

守静篤。守清静，行篤厚。

萬物並作，作，生也。萬物並生。

吾以是觀其復。叢刊本作『吾以觀其復』，王弼本作『吾以觀復』。言吾以觀萬物，無不皆歸其本也。人當重其本。

夫物芸芸，芸芸者，花葉茂盛之貌。

各復歸其根。言萬物無不枯落，反復其根而更生。

歸根曰靜，靜，謂根也。根安靜柔弱，謙卑處下，故不復死。

靜曰復命，『靜曰』，叢刊本、王弼本作『是謂』。言能安靜者，是謂復還性命，使不死。『使』，原本作『便』，據叢刊本改。

復命曰常，復命使不死，乃道之所常行也。

知常曰明。能知道之所常行者，則爲明也。

不知常，妄作，凶。『妄』，叢刊本誤作『萎』。不知道之所常行而妄作巧詐，則失神明而凶。

知常容，能知道之所常行，則除情欲，無所不包容也。

容乃公，無所不包容，則公正無私，衆邪莫當。

公乃王，公正無私，則可以爲天下王。治身正，則形一而靜，神明千萬共湊己躬。

王乃天，能王，則德洽神明，乃與天通矣。

天乃道，德與天通，則與道合同也。

道乃久，與道合同，乃能長久。

没身不殆。能公、能王、通天、合道，四者純備，道德弘遠，無殃無咎，乃與天地同没，終不危殆也。

道德真經註卷之二

河上公章句

淳風第十七

太上，下知有之；太上，謂太古無名號之君。下知有之者，下知上有君，而不臣事，質朴淳。

其次，親而譽之；『親而譽之』，叢刊本作『親之譽之』。其德可見，恩惠可稱，故親愛而譽之。

其次，畏之；設刑法以治也。

其次，侮之。禁多令煩，不可歸誠，故欺侮之。

有不足焉，『有』，叢刊本、王弼本作『信』。君信不足於下，下則欺詐於上。

有不信焉。叢刊本脱此句。君信不足於下，下則應之以不信，而欺其君。

猶兮其貴言。『猶』，王弼本作『悠』。説太古之君舉事猶猶，貴重於言，恐離道失自然也。

功成事遂，謂天下太平。

百姓皆謂我自然。百姓不知君上之德淳厚，反以爲己自如然。

俗薄第十八

大道廢，有仁義；大道之時，家有孝子，國有忠信，仁義不見。原本脱『不』字，據叢刊本補。大道廢不用，而惡逆生，乃有仁義，可傳道。

智慧出，有大僞；『智慧』，叢刊本作『智惠』，王弼本作『慧智』。智慧之君賤德貴言、賤質貴文，下則應之以大僞姦詐。

六親不和，有孝慈；六親絶，親戚不和，乃有孝慈相牧養。

國家昏亂，有忠臣。『昏』，叢刊本作『昬』，下同。政令不行，上下相怨，邪辟爭權，乃有忠臣匡救其君也。此言天下太平，不知仁；人盡無欲，不知廉；各潔己，不知貞。故大道之世，孝慈滅，仁義没，猶日月盛明，衆星失光。

還淳第十九

絶聖　絶聖制作，反初守元。五帝畫象，倉頡作書，不如三皇結繩，無文而治也。

棄智，棄智惠，反無爲。

民利百倍；農事修，公無私。

絶仁棄義，絶仁之見慧，棄義之尚華。

民復孝慈；德化純也。

絶巧絶巧者，詐僞亂真。

棄利，塞貪路，閉權門。

盜賊無有。上化公正，下無私邪。

此三者，謂上三事絶弃。

以爲文不足，以爲文不足者，文不足以化民。

故令有所屬：當如下句。

見素抱樸，見素者，當抱素守真，不尚文飾也。抱樸者，當見其質朴以示天下，可法則。

少私寡欲。少私者，正無私也。寡欲者，當知足也。

異俗第二十

絶學　絶學不真，不合道文。

無憂。　除浮華，則無憂患。

唯之與阿，相去幾何？　同爲應對，而相去幾何？疾時君賤質而貴文。

善之與惡，相去何若？『何若』，王弼本作『若何』。　善者稱譽，惡者諫爭，能相去何如？疾時君惡忠直用邪佞。

人之所畏，　人，謂道人也。人所畏者，畏不絶學之君。

不可不畏。　近令色，殺賢人。

荒兮其未央哉！　言世俗之人荒亂，欲進學邪文，未央止也。

衆人熙熙，　熙熙，淫放多情欲。

如享太牢，　如飢思太牢之具，意無足時也。

如春登臺。春，陰陽交通，萬物感動，登臺觀之，意志淫淫然。

我獨怕兮其未兆，『怕』，王弼本作『泊』。我獨怕兮安靜，無情欲形兆。

如嬰兒之未孩，『嬰』，叢刊本作『孾』。如小兒未能答偶人時。

乘乘兮若無所歸。『乘乘』，王弼本作『儽儽』。我乘乘如窮鄙，無所歸就也。

衆人皆有餘，衆人皆有餘財以爲奢，餘智以爲詐。

而我獨若遺。我獨若遺棄，似於不足也。

我愚人之心也哉，不與俗人相爲，守一不移，如愚人之心也。

純純兮。『純純』，叢刊本、王弼本作『沌沌』。無所分別。

衆人昭昭，『衆人』，叢刊本、王弼本作『俗人』。明且達也。

我獨若昏；『若』，王弼本作『昏』。如暗昧也。

衆人察察，『衆人』，叢刊本、王弼本作『俗人』。急且疾也。

我獨悶悶。悶悶，無所截割。

忽兮若海，王弼本作『澹兮其若海』。我獨忽忽兮，如江海之流，莫知其所窮極。

漂兮若無所止。王弼本作『飂兮若無止』。我獨漂漂，若飛若揚，無所止也，志意在神域。

衆人皆有以，以，有爲也。

而我獨頑我獨無爲。

似鄙。鄙似若不逮也。

我獨異於人，與人異。

而貴食母。食，用也。母，道也。唯我獨貴用道。

虛心第二十一

孔德之容，孔，大也。有大德之人，無所不容，能受垢濁，處謙沖。**唯道是從。**『唯』，王弼本作『惟』。唯，獨也。大德之人，不隨世俗所行，獨從於道也。**道之爲物，唯怳唯忽。**『唯怳唯忽』，王弼本作『惟怳惟惚』。道之於萬物，獨怳忽往來，而無所定。**怳兮忽兮，其中有物；**叢刊本作『忽兮怳兮，其中有像』。王弼本作『惚兮怳兮，其中有象』。道唯怳忽，其中有一，經營主化，因氣立質。**忽兮怳兮，其中有象；**叢刊本作『怳兮忽兮，其中有物』。王弼本作『怳兮惚兮，其中有物』。道唯窈冥無形，其中獨有萬物法象。**窈兮冥兮，其中有精；**道唯窈冥，其中有精實，神明相薄，陰陽交會之。

其精甚真，言道精氣神妙甚真，非有飾也。

其中有信。道匿功藏名，信在其中。

自古及今，其名不去，自，從也。從古至今，道常在不去。

以閱衆甫。閱，稟也。甫，始也。言道稟萬物始生，從道受氣。

吾何以知衆甫之然哉？以此。『然』，王弼本作『狀』。叢刊本此句有注。

益謙第二十二

曲則全，曲己從衆，不自專，則全。

枉則直，枉，屈也。屈己而伸人，久久而自得直已。

窊則盈，『窊』，叢刊本、王弼本作『窪』。地窊下，水歸之；人謙下，德歸之。

弊則新，『弊』，王弼本作『敝』。自受弊薄，後己先人，天下敬之，久久自新之也。

少則得，自受少，則得多也。天道祐謙，鬼神益虛。

多則惑。財多者惑於所守，學多者惑於所聞。

是以聖人抱一，爲天下式。抱，守也。式，法也。聖人守一，乃知萬事，故能爲天下之法式。

不自見，故明；聖人不以其目視千里之外，乃因天下之目以視，故能明達。

不自是，故彰；聖人不自以爲是而非人，故能彰顯於世矣。

不自伐，故有功；伐，取也。聖人德化流行，不自取其美，故有功於天下。

不自矜，故長。矜，大也。聖人不自貴大，故能長久不危。

夫唯不矜，故天下莫能與之爭。『矜』，叢刊本、王弼本作『爭』。作『爭』，正與注語相合。此言天下賢與不肖，無能與不爭者爭。

古之所謂曲則全者，豈虛言哉？傳古言曲從則全，正言非虛也。

故誠全而歸之。叢刊本、王弼本無『故』字。誠，實也。能行曲從者，實其肌體，歸之於父母，無有傷害也。

虛無第二十三

希言自然。希言，謂愛言也。愛言者，自然之道。

飄風不終朝，驟雨不終日。王弼本『飄』字上有『故』字。飄風，疾風也。驟雨，暴雨也。疾不能長，暴不能久也。

孰爲此者？**天地**。誰爲此飄風暴雨者？天地所爲也。

天地尚不能久，不能終朝至夕。

而況於人乎？天地至神，合爲飄風暴雨，尚不能使從朝至暮，何況於人而欲暴卒乎？

故從事於道者，從，爲也。人爲事，當如道安靜，不當如飄風暴雨。

道者同於道，道者，謂好道之人。同於道者，所爲與道同也。

德者同於德，德者，有德之人也。同於德者，所爲與德同也。

失者同於失。失，謂自任己而失人也。同於失者，謂所爲與失同。

同於道者，道亦樂得之；同於德者，德亦樂得之；同於失者，失亦樂得之。『失亦樂得之』，叢刊本作『失亦樂失之』。叢刊本有注。

信不足焉，君信不足於下，下則應之以不信。

有不信焉。此言物類相歸也。同聲相應，雲從龍，風從虎，水流濕，火就燥，自然之數也。

苦恩第二十四

跂者不立，『跂』，王弼本作『企』。跂，進也。謂貪權冒名，進取功榮，則不可久立身行道。

跨者不行，自以爲貴而跨之於人，衆共蔽之，使不得行。

自見者不明，凡人自見其形容以爲好，自見其所行以爲入道，殊不自知其形醜而操行之鄙。

自是者不彰，自以爲是而非人者，衆共蔽之，使不彰顯。

自伐者無功，所爲輒自伐取其功美，即自失有功於人。

自矜者不長。好自矜大者，不可以久長。

其於道也，曰餘食贅行，『於』，王弼本作『在』。贅，貪也。使此自矜伐之人任治國之道，日賦斂，餘禄食，爲貪行。

物或惡之，此人在位，動欲傷害，故物無有不畏惡之。

故有道者不處。叢刊本『處』下有『也』字。言有道之人不居其國。

象元第二十五

有物混成，先天地生，謂道也。道無形混沌而生萬物，乃在天地之前。

寂兮寥兮，獨立而不改，王弼本無『而』字。寂者，無音聲。寥者，空無形。獨立者，無匹雙。不改者，化有常。

周行而不殆，道通行天地，無所不入，在陽不焦，託陰不腐，無不貫穿而不危殆也。『貫』，原本作『由』，據叢刊本改。

可以爲天下母。道育養萬物精氣，如母之養子。

吾不知其名，字之曰道，我不見道之形容，不知當何以名之，見萬物皆從道而生，故字之曰道。

强名之曰大。（叢刊本、王弼本作『强爲之名曰大』。）不知其名，强名曰大，高而無上，羅而無外，無不包容，故曰大。

大曰逝，其爲大，非若天常在上，非若地常在下，乃復逝去，無常處所。

逝曰遠，言遠者，窮於無窮，布氣天地，無所不通也。

遠曰反。言其遠不越絶，乃復反在人身。

故道大，天大，地大，王亦大。道大者，包羅天地，無所不容；天大者，無所不蓋；地大者，無所不載；王大者，無所不制。

域中有四大，王居其一焉。（『王居其一焉』，叢刊本、王弼本作『而王居其一焉』。）八極之内有四大，王居其一。

人法地，人當法地，安靜和柔也。種之得五穀，掘之得甘泉，勞而不怨，有功而不置。

地法天，天湛泊不動，施之不求報，生長萬物，無所收取也。

天法道，道法清淨不言，陰行精氣，萬物自然生長。

道法自然。道性自然，無所法也。

重德第二十六

重爲輕根，人君不重則不尊，治身不重則失神。草木花葉輕，故零落；根重，故能長存也。

靜爲躁君。人君不靜則失威，治身不靜則身危。龍靜，故能變化；虎躁，故虧夭也。

是以聖人終日行，不離輜重。輜，靜也。聖人終日行道，不離其靜重。

雖有榮觀、燕處，超然。王弼本作『雖有榮觀，燕處超然』。榮觀，謂宮闕。燕處，后妃所居。超然，遠避而不處。

奈何萬乘之主，奈何者，疾其時傷痛之辭。

而以身輕於天下？叢刊本、王弼本無『於』字。王者至尊，而於其身行輕躁乎？疾時王奢恣輕淫，失其精也。

輕則失臣，『臣』，王弼本作『本』。王者輕淫，則失其臣；治身輕躁，則失其精也。

躁則失君。王者行躁疾，則失其君位；治身躁疾，則失其精神。

巧用第二十七

善行者無轍跡，叢刊本、王弼本無『者』字。『跡』，叢刊本、王弼本作『跡』。善行道者，求之於身，不下堂，不出門，故無轍跡。

善言無瑕讁，『讁』，叢刊本、王弼本作『謫』。善言謂擇言而出之，則無瑕讁過於天下也。

善計不用籌策，『計』，王弼本作『數』。善以道計事者，則守一不移，所計不多，則不用籌策而知也。

善閉者無關鍵而不可開，叢刊本、王弼本無『者』字。『鍵』，叢刊本作『揵』，王弼本作『楗』。善以道閉情欲、守精神者，不如門户有關可得開也。

善結者無繩約而不可解。叢刊本、王弼本無『者』字。善以道結事者，乃結其心，不如繩索可得解。

是以聖人常善救人，聖人所以常教人忠孝，欲以救人性命。

故無棄人；使貴賤各得其所也。

常善救物，聖人所以順四時，以救萬物之傷殘。

故無棄物。聖人不賤石而貴玉，視之如一。

是謂襲明。聖人善救人物，是謂襲明大道。

故善人者，不善人之師；人之行善者，聖人則以爲人師也。

不善人者，善人之資。資，用也。人行不善，猶教導使爲善，得以給用。

不貴其師，獨無輔也。

不愛其資，無所使也。

雖知大迷，「知」，叢刊本、王弼本作「智」。雖自以爲智，言此人乃大迷惑也。

是謂要妙。能通此道，是謂知微妙要道也。

反朴第二十八

知其雄，守其雌，爲天下谿。雄以喻尊，雌以喻卑。人雖自知其尊顯，當復守其卑微，去其雄之强梁，就其雌之柔和，如是則天下歸之，如水之游深谿。

爲天下谿，常德不離，人能謙下如深谿，則德常在，不能離於己也。

復歸於嬰兒。復當復志於嬰兒，惷然無所知也。

知其白，守其黑，爲天下式。白以喻昭昭，黑以喻默默。人雖自知昭昭明達，當守之以默，如闇昧無所見，如是則可爲天下法式，其德常在。

爲天下式，常德不忒，人能爲天下法式，則德常在己，不復有差忒。

復歸於無極。德不差忒，則久壽長生，歸身於無窮極。原本脱『無』字，據叢刊本補。

知其榮，守其辱，爲天下谷。榮以喻尊貴，辱以喻汙濁也。知己之有榮貴，當守之以汙濁，如是則天下歸之，如水流入深谷也。

爲天下谷，常德乃足，足，止也。人能爲天下谷，德乃止於己。

復歸於樸。復當歸身於質樸，不復爲文飾。

樸散則爲器，萬物之樸散，則爲器用。若道散，則爲神明，爲日月，分爲五行。

聖人用之，則爲官長，聖人升用，則爲百官之元長也。

故大制不割。聖人用之，則以大道制御天下，無所傷害；治身，則以大道制御情欲，不害於精神。

無爲第二十九

將欲取天下而爲之，將欲取天下，欲爲天下主也。而爲之，欲以有爲治民。

吾見其不得已。我見其不得天道人心已明矣。天道惡煩濁，人心惡多欲也。

天下神器，不可爲也。器，物也。人乃天下之神物也。神物好安靜，不可以有爲治。

爲者敗之，以有爲治之，則敗其質性。

執者失之。强執教之人，則失精實，生於詐僞。

故物或行或隨，上所行之，下必隨之。

或呴或吹，『呴』，王弼本作『歔』。呴，温也。吹，寒也。有所温，必有所寒。

或强或羸，有所强大，必有所羸弱。

或載或隳。『載』，王弼本作『挫』。載，安也。隳，危也。有所安，必有所危。明人君不可以有爲治國治身。

是以聖人去甚，去奢，去泰。甚謂貪淫聲色，奢謂服飾飲食，泰謂宮室臺榭。去此三者，處中和，行無爲，則天下自化。

儉武第三十

以道佐人主者，謂人主能以道自輔佐之矣。

不以兵强於天下，叢刊本、王弼本無『於』字。以道自佐之主，不以兵革，順天任德，敵人自服。

其事好還。其舉事好還自責，不怨於人。

師之所處，荆棘生焉。謂農事廢，田不脩。

大軍之後，必有凶年。天應之以殺氣，即傷五穀。五穀盡，即傷人也。

善者果而已，『者』，王弼本作『有』。善用兵者，當果敢而已，原本脱『果』字，據叢刊本補。不美之。

不敢以取强。不以果敢取强大之名也。

果而勿矜，當果敢謙卑，勿自矜大也。

果而勿伐，當果敢推讓，勿自伐取其美。

果而勿驕，驕，欺也。果敢，勿以驕欺人。

果而不得已，當果敢至誠，不當偪迫不得已。

果而勿强。果敢，勿以爲强兵堅甲以侵淩人也。

物壯則老，草木壯極則枯落，人壯極則衰老。言强者不可以久也。

是謂不道，枯老者，坐不行道。

不道早已。不行道者，早死。

偃武第三十一

夫佳兵者，不祥之器，叢刊本無『者』字。祥，善也。兵者，驚精神，濁和氣，不善人之器也，不當修飾。

物或惡之，兵動則有所害，故萬物無有不惡之。

故有道者不處。有道之人不處其國。

君子居則貴左，貴柔弱也。

用兵則貴右。貴剛强也。此言兵道與君子之道反所貴也。

兵者，不祥之器，非君子之器，非君子所貴重之器。

不得已而用之，謂遭衰逢禍亂，欲加萬民，乃用之自守。

恬淡爲上。不貪土地，不利人財寶。此注原本作『雖得勝，不以爲美利』，據叢刊本改。

勝而不美，雖得勝，不以爲美利。

而美之者，是樂殺人。善得勝者，是謂喜樂殺人。

夫樂殺人者，則不可以得志於天下矣。爲人君而樂殺人，此則不可使得志於天下。爲人主必專制人性命，妄行誅戮也。

故吉事尚左，叢刊本、王弼本無『故』字。左，生位也。

凶事尚右。陰道，主殺。

偏將軍處左，『處』，叢刊本、王弼本作『居』。偏將軍卑而居陽位。

上將軍處右，『處』，叢刊本、王弼本作『居』。上將軍尊而居右位，以其主殺矣。

言以喪禮處之。上將軍居右，主喪禮。喪禮尚右，死人貴陰也。

殺人之衆多，以悲哀泣之。叢刊本作『殺人之衆，以悲哀泣之』，王弼本作『殺人之衆，以哀悲泣之』。傷己德薄，不能以道化民，而害無辜之民。

戰勝，則以喪禮處之。叢刊本、王弼本無『則』字。古者戰勝，將軍居喪主禮之位，素服而哭之。明君子貴德而賤兵，不得已而誅不祥也，心不樂之，比於喪也。知後世用兵不已，故悲而痛之矣。

聖德第三十二

道常無名，道能陰能陽，能弛能張，能存能亡，故無常名。

樸，雖小，天下不敢臣。『天下不敢臣』，王弼本作『天下莫能臣也』。道樸，雖小，微妙無形，天下不敢有臣使道者。原本脱『天』字，據叢刊本補。

侯王若能守之，萬物將自賓。侯王若能守，萬物將自賓服，從於德化。

天地相合，以降甘露，侯王動作能與天地相合，則天降甘露善瑞也。

民莫之令而自均。天降甘露善瑞，則萬物莫有教令之者，而皆自均調如一。

始制有名，始，道也。有名，萬物。道無名，能制於有名；無形，能制於有形。

名亦既有，既，盡也。有名之物，盡有情欲，叛道離德，故身毀辱。

天亦將知之。「天亦將知之」，王弼本作「夫亦將知止」。人能法道行德，天亦將自知之。

知之，所以不殆。「知之，所以不殆」，王弼本作「知止可以不殆」。天知之，則神明祐助，不復危殆。

譬道之在天下，猶川谷之與江海。「與」，王弼本作「於」。譬道在天下，與人相應和，如川谷與江海之相流通。

辯德第三十三

知人者智，能知人好惡，是智。

自知者明。人能自知賢與不肖，是謂反聽無聲，内視無形，故爲明也。

勝人者有力，能勝人者，不過有威力。

自勝者强。人能自勝，除去情欲，則天下無有能與爭者，故强。

知足者富，人能知足，則長保福禄，故爲富。

强行者有志。人能强立行善，則爲有志於道，道亦有志於人。

不失其所者久，人能自節養，不失其所受天之精氣，『受』，原本作『愛』，據叢刊本改。則可以久。

死而不亡者壽。目不妄視，耳不妄聽，口不妄言，則無怨惡於天下，故得長壽也。

任成第三十四

大道汎兮，『汎』，叢刊本、王弼本作『氾』。言道汎汎，若沉若浮，若有若無，視之不有，説之難殊。

其可左右。道可左可右，無所不宜。

萬物恃之而生，恃，待也。萬物皆待道而生。

而不辭，道不辭謝而止。

功成而不名有。叢刊本、王弼本無「而」字。有道不名其有功。

愛養萬物而不爲主，「愛」，王弼本作「衣」。道雖愛養萬物，不如人主有所收取。

常無欲，可名於小矣；叢刊本、王弼本無「矣」字。道匿跡藏名，泊然無爲，似若微小。

萬物歸焉而不爲主，萬物皆歸道受氣也，道非如人主有所禁止。

可名於大矣。「可名於大矣」，叢刊本、王弼本作「可名爲大」。萬物横來横去，各使自在，故可名於大也。

是以聖人終不爲大，「是以聖人終不爲大」，王弼本作「以其終不自爲大」。聖人法道，匿德藏名，不爲滿大。

故能成其大。聖人以身率道，不言而化，萬事修治，故能成其大。

仁德第三十五

執大象，天下往。執，守也。象，道也。聖人守大道，則天下萬民移心歸往也。治身，則天降神明，往來於己。

往而不害，安平泰。『泰』，叢刊本、王弼本作『太』。萬物歸往而不傷害，則國家安寧而致太平矣。治身不害神明，則身體安而大壽。

樂與餌，過客止。餌，美也。過客，一也。人能樂美於道，則一居止也。一者，去盈而虛，忽處如過客。

道之出口，淡乎其無味，道止出入於口，淡然，非如五味有酸鹹甘苦辛。

視之不足見，足，得也。道無形，非若五色有青黃赤白黑可得見也。

聽之不足聞，道非若五音有宮商角徵羽可得而聞也。用之不可既。『可』，王弼本作『足』。既，盡也。謂用道治國則國富民昌，治身則壽命延長，無有既盡之時也。

微明第三十六

將欲翕之，必固張之；『翕』，王弼本作『歙』，叢刊本作『噏』。先開張之，欲極其奢淫。將欲弱之，必固强之；『欲』，叢刊本作『使』。先强大之，欲使遇禍害。『遇』，原本作『過』，據叢刊本改。將欲廢之，必固興之；先興之者，欲使其驕奢至危。將欲奪之，必固與之。先與之者，欲極其貪心。是謂微明。此四事，其道微，其效明也。柔弱勝剛强。柔弱者久長，剛强者先亡。

魚不脱於淵，叢刊本、王弼本作『魚不可脱於淵』。魚脱於淵，謂去剛得柔，不可復制也。

國之利器不可以示人。利器者，謂權道也。治國權者，不可以示執事之臣也。治身道者，不可以示非其人也。

爲政第三十七

道常無爲，而無不爲。道以無爲爲常。

侯王若能守之，萬物將自化。叢刊本無『之』字。言侯王而能守道，萬物將自化效於己也。

化而欲作，吾將鎮之以無名之樸。吾，身也。無名之樸，道也。萬物以化效於己也，復欲作巧僞者，王侯當鎮撫以道德。

無名之樸，亦將不欲，不欲以靜，『亦將不欲』，王弼本作『夫亦將無欲』。言王侯鎮撫以道德，化民亦將不欲，故當以清靜道化。

天下將自正。『正』，叢刊本、王弼本作『定』。能如是者，天下將自正定也。

道德真經註卷之三

河上公章句

論德第三十八

上德不德，上德，謂太古無名號之君，德大無上，故言上德也。不德者，言不以德教民，因循自然，養人性命，其德不見，故言不德也。

是以有德；言其德合於天地，和氣游衍，民得以全也。

下德不失德，下德，謂號謚之君，德不及上德，故言下德也。不失德者，其德可見，其功可稱也。

是以無德。以有名號及其身故。

上德無爲，言法道安靜，無所改爲也。

而無以爲；言無以名號爲也。

下德爲之，言爲教令、施政事也。

而有以爲。言以爲己取名號也。

上仁爲之，上仁，謂行仁之君，其仁無上，故言上仁也。爲之者，爲仁恩也。

而無以爲；功成事立，無以執爲。

上義爲之，謂義以斷害也。

而有以爲。動作以爲己，救人以爲威，賦下以自奉也。

上禮爲之，謂上禮之君，其禮無上，故言上禮。爲之者，言爲禮制度，序威儀也。

而莫之應，言禮華盛實衰，盛僞煩多，動則離道，不可得應也。

則攘臂而仍之。『仍』，王弼本作『扔』。言煩多不可應，上下怨爭，故攘臂相仍引也。

故失道而後德，言道衰而德化生也。

失德而後仁，言德衰而仁愛見也。

失仁而後義，言仁衰而義分明。

失義而後禮。言義衰則施禮聘、行玉帛也。

夫禮者，忠信之薄言禮廢本治末，忠信日以衰薄也。

而亂之首。禮者，賤質貴文，故正直日以少，邪亂日以生。

前識者，道之華而愚之始。不知而言知爲前識。此人失道之實，得道之華，人之愚暗之倡始。

是以大丈夫處其厚，大丈夫，謂得道之君也。處其厚者，謂處身於敦朴也。

不處其薄；『處』，叢刊本、王弼本作『居』。不處身違道，爲世煩亂也。

居其實，『居』，叢刊本、王弼本作『處』。處忠信也。

不居其華。不尚言也。

故去彼取此。去彼華薄，取此實厚。

法本第三十九

昔之得一者：昔，往也。一，無爲，道之子也。

天得一以清，地得一以寧，言天得一，故能垂象清明；地得一，故能安靜不動摇。

神得一以靈，言神得一，故能變化無形。『形』，原本作『爲』，據叢刊本改。

谷得一以盈，言谷得一，故能盈滿不枯竭也。

萬物得一以生，言萬物皆須道以生成也。

侯王得一以爲天下正。『以爲天下正』，叢刊本作『以天下爲正』，王弼本作『以爲天下貞』。言侯王得一，故能爲天下平正。

其致之：致，戒也。謂下六事也。『謂下六事』，原本作『故下五事』，據顧本、强本改。叢刊本作『謂下五事』。

天無以清，將恐裂；言天當以陰陽施張，晝夜更用，不可但欲安靜無已時，恐發裂不爲天也。

地無以寧，將恐發；言地當有高下剛柔，氣節五行，不可但欲安靜無已時，恐發泄不爲地也。

神無以靈，將恐歇；言神當有王相死囚休廢，不可但欲靈無已時，將恐靈歇不爲神也。

谷無以靈，將恐竭；「靈」，叢刊本、王弼本作「盈」。作「盈」，正與注語相合。　言谷當有盈縮虚實，不可但欲盈滿無已時，將恐枯竭不爲谷也。

萬物無以生，將恐滅；　言萬物當隨時生死，不可但欲生無已時，將滅亡不爲物也。

侯王無以貴高，將恐蹷。「蹷」，王弼本作「蹶」。　言侯王當屈己以下於人，汲汲求賢，不可但欲貴高於人，將顛蹷失其位也。

故貴必以賤爲本，叢刊本、王弼本無「必」字。　言必欲尊貴，「尊」，原本作「貴」，據叢刊本改。當以薄賤爲本，若禹、稷躬稼，舜陶河濱，周公下白屋。

高必以下爲基。王弼本無「必」字。　言必欲尊貴，當以下爲本基，猶築牆造功，因卑成高，下不堅固，後必傾危。

是以侯王自謂曰孤、寡、不轂。叢刊本、王弼本無「曰」字。「轂」，叢刊本作「穀」。作「轂」，正與注語車轂之義相合。　孤、寡，喻孤獨。**不穀，**『穀』，叢刊本作『轂』。作『轂』，正與注語車轂之義相合。喻不能如車轂爲衆輻所湊也。

此其以賤爲本耶？叢刊本作『此非以賤爲本耶』，王弼本作『此非以賤爲本邪』。言侯王至尊貴，能以孤寡自稱。言以賤爲本，以曉於人也。

非乎？嗟歎之辭。

故致數車無車。『車』，王弼本作『輿』。致，就也。言人就車數之，爲輻、爲輪、爲轂、爲轝，無有名車者，故成爲車。以喻王侯不以尊號自名，故能成其貴也。

不欲碌碌如玉，落落如石。『碌碌』，叢刊本、王弼本作『琭琭』。『落落』，王弼本作『珞珞』。碌碌，喻少。落落，喻多。玉少故貴，石多故賤。言人不欲如玉爲人所貴，如石爲人所賤，當處其中。

去用第四十

反者，道之動；反，本也。本者，道之所以動。動生萬物，背之則亡。

弱者，道之用。柔弱者，道之所常用也，故能長久也。

天下萬物生之於有，叢刊本、王弼本無『之』字。萬物皆從天地生，天地有形位，故言生於有。

有生於無。天地神明，蜎飛蠕動，皆從道生，道無形，故言生於無也。此言本勝於華，弱勝於强，謙虛勝於盈滿。

同異第四十一

上士聞道，勤而行之；上士聞道，自勤苦，竭力行之也。

中士聞道，若存若亡；中上聞道，治身以長存，治國以太平，欣然而存之；退見財色榮譽，惑於情欲，而復亡之矣。

下士聞道，大笑之。下士貪狠多欲，見道柔弱，謂之恐懼，見道質朴，謂之鄙陋，故大笑之矣。

不笑，不足以爲道。 不爲下士所笑，不足以名爲道。『名』，原本作『多』，據叢刊本、顧本改。

故建言有之： 建，設也。設言以有道，當如下句也。

明道若昧， 明道之人，若暗昧無所見知也。

進道若退， 進取道者，若退不及。

夷道若纇，『纇』，王弼本作『類』。 夷，平也。大道之人，不自殊别，若多比類。

上德若谷， 上德之人，若深谷，不恥垢濁也。

大白若辱， 大潔白之人，若汙辱，不自彰顯。

廣德若不足， 德行廣大之人，若頑愚不足。

建德若偷， 建設道德之人，若可偷引，使空虚也。

質真若渝， 質朴之人，若五色有渝淺不明。

大方無隅，大方正之人，無委曲廉隅。

大器晚成，大器之人，若九鼎瑚璉，不可卒成。

大音希聲，大音猶雷霆，『猶』，原本作『獨』，據叢刊本改。待時而動，喻常愛氣希言也。

大象無形。大法象之人，質朴無形容。

道隱無名，道潛隱伏，人無能指名。

夫唯道，善貸且成。成，就也。言道善禀貸人精氣，且成就之。

道化第四十二

道生一，道始所生者，一也。

一生二，一生陰與陽。

二生三，陰陽生和氣、清、濁三氣，分爲天、地、人也。

三生萬物。天、地、人共生萬物也。天施地化，人長養之。

萬物負陰而抱陽，萬物無不背陰而向陽，回心而就日者也。

沖氣以爲和。萬物之中皆有元氣，得以和柔，若胸中有藏，骨中有髓，草木中有空虛，和氣潛通，故得長生也。

人之所惡，唯孤、寡、不穀，而王公以爲稱。『穀』，叢刊本作『轂』。孤、寡、不穀者，『穀』，叢刊本作『轂』。不祥之名也，而王公以爲稱，處謙卑，法空虛和柔也。

故物或損之而益，引之不得，推之必還。

或益之而損。夫增高者致崩，貪富貴者致患。

人之所教，謂衆人所教，去弱爲强，去柔爲剛。

我亦教之。言我教衆人，原本脱『教』字，據叢刊本補。去强爲弱，去剛爲柔也。

强梁者不得其死，强梁者，爲不信玄妙，背叛道德，『背』，原本作『皆』，據叢刊本改。不從經教，尚勢任力也。云不得其死者，謂天所絶，兵刃所加，王法所殺，不得以壽命死。

吾將以爲教父。父，始也。老子以强梁之人爲教戒之始也。

偏用第四十三『偏』，叢刊本作『徧』。

天下之至柔，馳騁天下之至堅。至柔者，水。至剛者，金石。水能貫堅入剛，無所不通。

無有入於無間，叢刊本、王弼本無『於』字。夫言無有者，道也。道無形質，故能出入無間，通於神明，濟於羣生也。

吾是以知無爲之有益。吾見道之無爲而萬物自化成也，是以知無爲之有益於人。

不言之教，道法不言，師之於身。

無爲之益，法道無爲，治身則有益於精神，治國則有益於萬民，不勞煩也。

天下希及之。天下，人主也。希能有及道之無爲。無爲之治，治身治國也。

立戒第四十四

名與身孰親？名遂，身必退也。

身與貨孰多？財多，則害身也。

得與亡孰病？好於利，則病於行也。

甚愛必大費，王弼本『甚』字上有『是故』二字。甚愛色者，費精神也；甚愛財者，遇禍患也。所愛者少，所亡者多，故言大費者也。

多藏必厚亡。生多藏於府庫，死多藏於丘墓；生有攻劫之憂，死有掘發之患。

知足不辱，知足之人，絶利去欲，不辱於身。

知止不殆，知可止則須止，乃財利不累於身心，聲色不亂於耳目，則終身不危殆。

可以長久。人能知於止足，則福禄在於己，治身者神不勞，治國者民不擾，故能長久。

洪德第四十五

大成若缺，『缺』，叢刊本作『鈌』。謂道德大成之君。若缺者，滅名藏譽，如毁缺不備。

其用不弊；其用心如此，則無弊盡之時。

大盈若沖，謂道德大盈滿之君。如沖者，貴不敢驕，富不敢奢。

其用不窮。其用心如此，則無窮盡時。

大直若屈，大直，謂修道法度正直如一也。『謂』，原本作『若』，據叢刊本改。如屈者，不與俗人爭，如可屈折也。『可』，原本作『何』，據叢刊本改。

大巧若拙，大巧，謂多才術也。如拙者，示不敢見其能。『示』，原本作『亦』，據强本、敦煌本改。

大辯若訥。大辯者，智無疑。如訥者，口無辭。

躁勝寒，勝，極也。春夏，陽氣躁疾於上，萬物盛大。極則寒，寒則零落散亡也。言人不當剛躁也。

靜勝熱，秋冬，萬物靜於黄泉之下。極則熱，熱者生之源也。

清靜以爲天下正。叢刊本、王弼本無『以』字。能清能靜則爲天下之長，持正則無終已時也。

儉欲第四十六

天下有道，謂人主有道。

卻走馬以糞；『卻』，叢刊本作『却』。糞者，糞田也。兵甲不用，卻走馬以治農田也。治身者，卻陽精以糞其身也。

天下無道，謂人主無道也。

戎馬生於郊。戰伐不止，戎馬生於郊境之上，久不還。

罪莫大於可欲，王弼本無此句。好色淫欲。

禍莫大於不知足，富貴不能自知禁止。

咎莫大於欲得。欲得人物，利且貪也。

故知足之足，守真根也。

常足矣。叢刊本無『矣』字。謂無有欲心。

鑒遠第四十七

不出户，以知天下；叢刊本、王弼本無『以』字。聖人不出户以知天下者，以己身知人身，以己家知人家，所以見天下也。

不窺牖，『窺』，王弼本作『闚』。**見天道。**天道與人道同，天人相通，精氣相貫。人君清靜，天氣自正；人君多欲，天氣煩濁。吉凶利害，皆由於己者也。

其出彌遠，其知彌少。謂去其家觀人家，去其身觀人身，所觀益遠，所見益少。

是以聖人不行而知，聖人不上天，不入淵，能知天下者，以心知之也。

不見而名，上好道，下好德；上好武，下好力。聖人原小而知大，察内而知外也。

不爲而成。『不』，叢刊本作『無』。上好無爲，則下無事，家給人足，萬物自化也。

忘知第四十八

爲學日益，謂政教禮樂之學也。日益者，情欲文飾日以益多。

爲道日損。道謂自然之道。日損者，情欲文飾日以銷損。

損之又損，損之，損情欲也。又損之者，所以漸去之也。

以至於無爲，當恬淡如嬰兒，無所造爲。

無爲而無不爲。情欲斷絶，德與道合，則無所不施，無所不爲也。

取天下，常以無事。取，治也。治天下，當以無事，不當勞煩也。**及其有事，不可以取天下。**「可」，叢刊本、王弼本作「足」。作「足」，正與注語相合。及其好有事，則政教煩，民不安，故不足以治天下。

任德第四十九

聖人無常心，聖人重改更，貴因循，若似無心也。**以百姓心爲心。**百姓心之所便，因而從之。**善者吾善之，**百姓爲善，聖人因而善之。**不善者吾亦善之，**百姓雖有不善者，聖人化之使善也。**德善；**百姓德化，聖人爲善。**信者吾信之，**百姓爲信，聖人因而信之。

不信者吾亦信之，百姓爲不信，聖人化之使信也。

德信。百姓德化，聖人爲信。

聖人在天下，怵怵，『怵怵』，王弼本作『歙歙』。聖人在天下，怵怵常恐懼，富貴不敢驕奢。

爲天下渾其心。言聖人爲天下百姓渾濁其心，若愚暗不通。

百姓皆注其耳目，王弼本無此句。注，用也。百姓皆用其耳目爲聖人視聽也。

聖人皆孩之。聖人愛念百姓如嬰孩赤子，長養之而不責望其報。

貴生第五十

出生入死。出生，謂情欲出於五内，魂定魄靜，故生也。入死，謂情欲入胸臆，精神勞惑，故死也。

生之徒十有三，死之徒十有三，言生死之類各十有三，謂九竅四關也。其生也，目不妄視，耳不妄聽，鼻不妄香臭，口不妄言味，手不妄持，足不妄行，精不妄施。其死反是。

人之生，動之死地十有三。王弼本『十』上有『亦』字。人之求生，動作反之，十有三死地也。

夫何故？問何故動之死地也。

以其生生之厚也。叢刊本、王弼本無『也』字。所以動之死地也，以其求生太厚，違道忤天，妄行於己。

蓋聞善攝生者，攝，養也。

陸行不遇兕虎，自然遠避，害不干也。

入軍不被甲兵。『被』，叢刊本作『避』。不好戰以殺人。

兕無所投其角，虎無所措其爪，兵無所容其刃。「無所投」，叢刊本作「無投」；「措其爪」，叢刊本作「措爪」。養生之人，虎兕無由傷，兵刃無從加也。**夫何故？**問虎兕兵甲何故不害之。「問」，原本作「聞」，據叢刊本改。**以其無死地。**以其不犯十三之死地。言神明營護之，兵兕不敢害。

養德第五十一

道生之，道生萬物。**德畜之，**德，一也。一主布氣而畜養。「主」，原本作「生」，據叢刊本改。**物形之，**一爲萬物設形象也。**勢成之。**一爲萬物作寒暑之勢以成之。**是以萬物莫不尊道而貴德。**道德所爲，莫不盡驚動而尊敬。

道之尊，德之貴，夫莫之命而常自然。道一不命召萬物，而常自然應之如影響。

故道生之，德畜之，長之育之，成之熟之，養之覆之。『成之熟之』，叢刊本作『成之孰之』，王弼本作『亭之毒之』。道生於萬物，非但生而已，乃復長養、成就、覆育，全其性命。人君治國治身，亦當如是也。

生而不有，道生萬物，不有所取以爲利用。

爲而不恃，道所施爲，不恃望其報也。

長而不宰，道長養萬物，不宰害以爲利。

是謂玄德。道之所行恩德，玄暗不可得見。

歸元第五十二

天下有始，始者，道也。

以爲天下母。道爲天下萬物之母也。

既知其母，復知其子；王弼本作『既得其母，以知其子』。子，一也。既知道已，當復知一。

既知其子，復守其母，既知其一，當復守道，反無爲也。

没身不殆。不危殆也。

塞其兑，兑，目也。目不妄視。

閉其門，門，口也。使口不妄言。

終身不勤；人當塞目不妄視，閉口不妄言，則身不勤苦。

開其兑，開其目，視情欲。

濟其事，濟，益也。益情欲之事。

終身不救。禍亂成也。

見小曰明，萌牙未動、禍亂未見爲小，昭然獨見爲明。

守柔曰强。『曰』，叢刊本作『日』。守柔弱曰以强大也。『曰』，叢刊本作『日』。

用其光，用其目光於外，視時世之利害也。

復歸其明，言復反其光明於内，無使精神泄也。

無遺身殃，内視全神，不爲漏失。

是謂習常。『謂』，王弼本作『爲』。人能行此，是謂習修常道。

益證第五十三

使我介然有知，行於大道，介，大也。老子疾時王不行大道，故設言：使我介然有知於政事，我則行於大道，躬行無爲之化也。

唯施是畏。唯，獨也。獨畏有所施爲，失道意。欲賞善，恐僞善生；欲信忠，恐詐忠起也。原本脱『恐』字，據叢刊本補。『信』，原本作『性』，據叢刊本改。

大道甚夷，夷，平易也。

而民好徑。徑，邪，不平正也。大道甚平易，而民好從邪徑也。

朝甚除，高臺榭，宫室修。

田甚蕪，農事廢，不耕治而失時也。

倉甚虚，五穀傷害，國無儲也。

服文彩，『彩』，叢刊本、王弼本作『綵』。好僞飾，貴外華。

帶利劍，尚剛强，武且奢。

厭飲食，財貨有餘，多嗜欲，無足時也。

是謂盗誇。『誇』，叢刊本、王弼本作『夸』。百姓不足而君有餘者，是由劫盗以致。服飾持行誇人，不知身死家破，親戚并隨也。

盜誇，非道也哉！ 叢刊本、王弼本無「盜誇」二字，叢刊本亦無「也」字。君所行如是，此非道。復言「也哉」者，傷痛之辭。

修觀第五十四

善建者不拔， 建，立也。善以道立身立國者，不可得引而拔之。

善抱者不脱， 善以道抱精神者，終不可拔引解脱。

子孫祭祀不輟。 王弼本「祭」上有「以」字。爲人子孫能修道如是，長生不死，世世以久，祭祀先祖宗廟無絶時。

修之於身，其德乃真； 修道於身，愛氣養神，益壽延年。其德如是，乃爲真人也。

修之於家，其德乃餘；『乃』，叢刊本作『有』。修道於家，父慈子孝，兄友弟順，夫信妻正。其德如是，乃有餘慶及於來世子孫也。

修之於鄉，其德乃長；修道於鄉，尊敬長老，愛養幼少，教誨愚鄙。其德如是，乃無不覆及也。

修之於國，其德乃豐；修道於國，則君聖臣忠，仁義自生，禮樂自興，政平無修。其德如是，乃爲豐厚也。

修之於天下，其德乃普。人主修道於天下，不言而化，不教而治，下之應上如影響。其德如是，乃可以爲普博也。

故以身觀身，以修道之身觀不修道之身，孰亡孰存也。

以家觀家，以修道之家觀不修道之家也。

以鄉觀鄉，以修道之鄉觀不修道之鄉。

以國觀國，以修道之國觀不修道之國。

以天下觀天下。以修道之主觀不修道之主也。

吾何以知天下之然哉？以此。叢刊本無『吾』字，王弼本無『之』字。老子言：我何以知天下修道昌，背道亡？以此五事觀而知之。

玄符第五十五

叢刊本、王弼本起『含德之厚』，終『不道早已』。

含德之厚，謂含懷進德之厚者。

比於赤子。神明保祐含德之人，若父母之於赤子也。

毒蟲不螫，『毒蟲』，王弼本作『蜂蠆虺蛇』。蠭蠆蛇虺不螫。

猛獸不據，攫鳥不摶。『攫』，叢刊本作『玃』。赤子不害於物，物不害之。故太平之世，人無貴賤，皆有仁心；有刺之物，還反其本；有毒之蟲，不傷於人。

骨弱筋柔而握固，赤子筋骨柔弱而持物堅固，以其意專而心不移也。**未知牝牡之合而峻作，精之至也。**『峻』，王弼本作『全』。赤子未知男女之合會而陰作怒者，由精氣多之所致。**終日號而嗌不嗄，和之至。**『嗌不嗄』，叢刊本作『不啞』，王弼本作『不嗄』。叢刊本、王弼本『至』下有『也』字。赤子從朝至暮啼號，聲不變易者，和氣多所致也。

知和曰常，人能知和氣之柔弱有益於人者，則爲知道之常也。

知常曰明，人能知道之常行，則日以明達於玄妙。據注語可知河上本原作『知常日明』，下二句『曰』亦作『日』。

益生曰祥，『曰』，叢刊本作『日』。祥，道也。言益生欲自生，日以長大也。

心使氣曰强。『曰』，叢刊本作『日』。心當專一和柔，而神氣實内，故形柔。而反使妄有所爲，則和氣去於中，故形體日以剛强。

玄德第五十六 叢刊本、王弼本起『知者不言』，終『故爲天下貴』。

物壯則老，謂之不道，『則』，叢刊本作『將』。萬物壯極則枯老也，老則不得道也。

不道早已。不得道者，早已死亡。

知者不言，知者貴於行道，不貴於言。

言者不知。多言多患，駟不及舌。

塞其兑，閉其門，塞閉之者，欲絶其源。

挫其鋭，情欲有所鋭爲者，當念道無爲以挫止之。

解其紛，『紛』，王弼本作『分』。紛，結恨不休也。當念道之淡薄以解釋。

和其光，雖有獨見之明，當和之使闇昧，不使曜亂。

同其塵，不當自殊别也。

是謂玄同。玄，天也。人能行此上事，是謂與天同道。

故不可得而親，不以榮譽爲樂，同立而哀。

亦不可得而疏；王弼本無『亦』字。『疏』，叢刊本作『踈』，王弼本作『疏』。志靜無欲，與人無怨。

不可得而利，身不欲富貴，口不欲五味。

亦不可得而害；王弼本無『亦』字。不與貪爭利，不與勇爭氣。

不可得而貴，不爲亂世主，不處闇君位。

亦不可得而賤，王弼本無『亦』字。不以乘權而驕，不以失志爲屈。

故爲天下貴。其德如此，天子不得臣，諸侯不得屈，與世浮沉，容身避害，故爲天下之貴。

以正治國，以，至也。天使正身之人，使至有國也。

以奇用兵，奇，詐也。天使詐僞之人，使用兵也。

以無事取天下。以無事無爲之人使取天下，爲之主。

吾何以知天下之然哉？以此。『天下之然』，叢刊本、王弼本作『其然』。此，今也。老子言：何以知天意然哉？以今日所見知之也。

淳風第五十七

叢刊本、王弼本起『以正治國』，終『我無欲而民自樸』。

天下多忌諱，而民彌貧；天下，謂人主也。忌諱者，防禁也。令煩則姦生，禁多則下詐，相殆故貧。

民多利器，國家滋昏；利器者，權也。民多權，則視者眩於目，聽者惑於耳，上下不親，故國家昏亂。

人多技巧，奇物滋起；『技』，叢刊本、王弼本作『伎』。人，謂人君、百里諸侯也。多招技巧，『招』，叢刊本作『知』。謂刻畫宮觀，雕琢章服。奇物滋起，下則化上，飾金鏤玉，文繡采色，日以滋甚也。

法物滋彰，盜賊多有。『物』，王弼本作『令』。法物，好物也。珍好之物滋生彰著，則農事廢，飢寒近至，故盜賊多有。

故聖人云：我無爲而民自化，聖人言：我修道承天，無所改作，而民自化成。

我好靜而民自正，聖人言：我好安靜，不言不教，民皆自忠正也。

我無事而民自富，無徭役徵召之事，民安其業，故皆自富也。

我無欲而民自樸，我常無欲，去華文，微服飾，民則隨我質樸。

我無情而民自清。叢刊本、王弼本無此句及注語。聖人言：我修道真，絶去六情，而民隨我而清。

順化第五十八

其政悶悶，其政弘大，悶悶昧昧，似若不明。

其民醇醇；『醇醇』，王弼本作『淳淳』。政教弘大，故民醇醇富厚，相親睦也。

其政察察，其政教疾隱，言決於口，聽決於耳也。

其民缺缺。『缺缺』，叢刊本作『⿰車夬⿰車夬』。政教煩疾，民不聊生，故缺缺，日以疏薄。

禍兮福之所倚，倚，因也。夫福因禍而生，『福因禍而生』，原本作『禍因福而生』，據强本改。人能遭禍而悔過責己，修善行道，則禍去而福來。

福兮禍之所伏。禍伏匿於福中，人得福而爲驕恣，則福去禍來。

孰知其極？禍福更相生，原本脫『生』字，據叢刊本改。孰能知其窮極也。

其無正。無，不也。謂人君不正其身，其無國也。『國』，原本作『正』，據叢刊本改。

正復爲奇，奇，詐也。人君不正，下雖正，復化上爲詐。『下雖正，復化上爲詐』，原本作

『雖正復化下爲詐』，據叢刊本改。

善伏爲訞。叢刊本作『善復爲訞』，王弼本作『善復爲妖』。善人皆復化上爲訞祥也。

人之迷，其固日久。『其固日久』，叢刊本、王弼本作『其日固久』。言人君迷惑失正以來，其日固久。

是以聖人方而不割，聖人行方正者，欲以率下，不以割截人。

廉而不害，『害』，王弼本作『劌』。聖人廉清，欲以化民，不以傷害人也。今則不然，正己以害人也。

直而不肆，肆，申也。聖人雖直，曲己從人，不自申也。

光而不耀。『耀』，王弼本作『燿』，叢刊本作『曜』。聖人雖有獨見之明，常如暗昧，不以耀亂人。

守道第五十九

治人　謂人君欲治理人民。

事天，事，用也。當用天道，順四時。

莫若嗇。嗇，愛也。治國者當愛民財，不爲奢泰；治身者當愛精氣，而不爲放逸。

夫唯嗇，是謂早服。早，先也。服，得也。夫獨愛民財，愛精氣，則能先得天道也。

早服謂之重積德，先得天道，是謂重積德於己也。

重積德則無不剋，『剋』，王弼本作『克』。剋，勝也。重積德於己，則無不勝。

無不剋則莫知其極，『剋』，王弼本作『克』。無不剋勝，則莫有知己德之窮極。

莫知其極，可以有國。莫知己德有極，則可以有社稷，爲民致福。

有國之母，可以長久。國身同也。母，道也。人能保身中之道，使精氣不勞，五神不苦，則可以長久。

是謂深根固蔕、『蔕』，王弼本作『柢』。人能以氣爲根，以精爲蔕，如樹根不深則拔，蔕不堅則落。言當深藏其氣，固守其精，使無漏泄。

長生久視之道。深根固蔕者，乃長生久視之道。

道德真經註卷之四

河上公章句

居位第六十

治大國若烹小鮮。鮮，魚也。烹小魚，不去腸，不去鱗，不敢撓，恐其糜也。治國煩則下亂，治身煩則精散。

以道蒞天下，其鬼不神。（『蒞』，叢刊本、王弼本作『莅』。）以道德居位蒞天下，則鬼不敢見其精神以犯人。

非其鬼不神，其神不傷人。（原本脫此句經文及注語，據叢刊本補。）其鬼非無精神也，邪不入正，不能傷自然之人。

非其神不傷人，聖人亦不傷人。『聖人亦不傷人』，叢刊本作『聖人亦不傷』。非鬼神不能傷害於人，以聖人在位不敢傷人，故鬼神不敢干人。

夫兩不相傷，鬼與聖人俱不相傷。

故德交歸焉。夫兩不相傷，人得治於陽，鬼得治於陰，人得全人性命，鬼得保其精神，故交歸焉。

謙德第六十一

大國者下流，治大國如江海者下流，不逆細微。

天下之交，大國，天下之士民之所交會。

天下之牝。牝者，陰類也。柔謙和而不倡也。

牝常以靜勝牡，女所以能屈男，『屈男』，原本作『屈於男』，據强本、敦煌本改。陰勝陽，『陰勝陽』，原本作『勝陽陰』，據叢刊本改。以安靜不先求之。

以靜爲下。陰道以安。

故大國以下小國，則取小國；能謙下之，則常有之。

小國以下大國，則聚大國。『聚』，叢刊本、王弼本作『取』。此言國無小大，能執謙畜人，則無過生。

故或下以取，或下以聚。『以聚』，叢刊本、王弼本作『而取』。下者，謂大國以下小國，小國以下大國，更以義相取也。

大國不過欲兼畜人，大國不失下，則兼并小國而牧畜之。

小國不過欲入事人。欲爲臣僕。

夫兩者各得其所欲，故大者宜爲下。叢刊本、王弼本無『故』字。大國小國各欲得其所欲，大國尤宜謙下也。

爲道第六十二

道者，萬物之奧，奥，藏也。道以萬物之藏，無所不容也。

善人之寶，善人以道爲身之寶，不敢違也。

不善人之所保。道者，不善人之所保倚也。遭患逢急，猶能知自悔卑柔也。

美言可以市，美言可以市者，夫市交易而退，不相宜售善言美語，求者欲疾得，賣者欲疾售。

尊行可以加人。加，别也。人有尊貴之行，可以别異於凡人，未足以尊道。

人之不善，何棄之有？人雖不善，當以道化之。蓋三皇之前，無有棄民，德化淳也。

故立天子，置三公，欲使教化不善之人。

雖有拱璧以先駟馬，不如坐進此道。雖有美玉以先駟馬而至，不如坐進此道也。

古之所貴此道者何？不日求以得，「所」，叢刊本、王弼本作「所以」。「日」，王弼本作「曰」。古之所以貴此道者，不日日遠行求索，近得之於身。

有罪以免耶。「耶」，王弼本作「邪」。有罪者，謂遭亂世，暗君妄行刑誅。修道則可以解死厄，免於衆耶。

故爲天下貴。道德洞遠，無不覆濟，全身治國，恬然無爲，故可以爲天下貴。

恩始第六十三

爲無爲，因成修故，無所改作。

事無事，預設備，除煩省事。

味無味。深思遠慮，味道意也。

大小多少，陳其戒令也。欲大反小，欲多反少，自然之道也。

報怨以德。修道行善，絶禍於未萌也。

圖難於其易，欲圖難事當於易時，原本無『欲圖』，據叢刊本補。未及成也。

爲大於其細。欲爲大事，必作於小，禍亂從小來也。

天下難事必作於易，天下大事必作於細。是以大人終不爲大，『大人』，叢刊本、王弼本作『聖人』。處謙虚也。

故能成其大。天下共歸之也。

夫輕諾必寡信，不重言也。

多易必多難。不慎患也。

是以聖人猶難之，聖人動作舉事，猶進退重難之，欲塞其故源也。

故終無難。王弼本『難』下有『矣』字。聖人終身無患難之事，由避害深也。

守微第六十四

其安易持，治身治國，安靜者易守持。

其未兆易謀，情欲禍患，未有形兆時，易謀止也。

其脆易破，『破』，王弼本作『泮』。禍亂未至萌，情欲未見於色，如脆弱易破除也。

其微易散。其未彰著，微小易散去也。

爲之於未有，欲有所爲，當於未有萌芽之時，塞其端。

治之於未亂。治身治國，於未亂之時，當預閉其門。

合抱之木，生於毫末；從小成大。

九層之臺，起於累土；從卑至高。

千里之行，始於足下。從近至遠。

爲者敗之，有爲於事，廢於自然；有爲於義，廢於仁；有爲於色，廢於精神也。

執者失之。執利遇患，執道全身，堅持不得，推讓還及。

聖人無爲，故無敗；王弼本「聖人」上有「是以」二字。聖人不爲文華，不爲己利，不爲殘賊，故無壞敗。

無執，故無失。聖人有德以教愚，有財以與貧，無所執藏，故無所失於人。

民之從事，常於幾成而敗之。從，爲也。民之爲事，常於功德幾成而貪位好名，而奢泰盈滿，而自敗之也。

慎終如始，則無敗事。終當如始，不致懈怠。

是以聖人終不欲，「終不欲」，叢刊本、王弼本作「欲不欲」。作「欲不欲」，正與注語相合。聖人欲人所不欲也。人欲彰顯，聖人欲韜光；人欲文飾，聖人欲質朴；人欲於色，聖人欲於德。

不貴難得之貨；聖人不眩晃爲服玩，不賤石貴玉也。

學不學，聖人學人所不能學。人學智詐，聖人學自然；人學治世，聖人學治身守道真也。

復衆人之所過。衆人學問皆反也，過本爲末，「末」，原本作「實」，據叢刊本改。過實爲華。復之者，使反本實者也。

以輔萬物之自然，教人反本實者，欲以輔助萬物自然之性。原本脱「性」字，據叢刊本補。

而不敢爲。聖人動作因循，不敢有所造爲，恐離本也。

淳德第六十五

古之善爲道者，說古之善以道治身及治國者。

非以明民，不以道教民明智巧詐也。

將以愚之。將以道德教民，使質朴不詐僞。

民之難治，以其智多。民之不可治理者，以其智太多，必爲巧僞。

以智治國，國之賊；王弼本「以」上有「故」字。使智惠之人理國之政事，必遠道德，妄作禍福，而爲國之賊也。

不以智治國，國之福。不使智惠之人治國之政事，則民守正直，不爲邪飾，上下相親，君臣同力，故爲國之福也。

知此兩者亦楷式，『楷』，王弼本作『稽』。兩者，謂智、不智也。常能知智者賊，不智者福，是治身治國之法式也。

常知楷式，是謂玄德。『楷』，王弼本作『稽』。玄，天也。能知治身治國之法式，是謂與天同德也。

玄德深矣遠矣，玄德之人深不可測，遠不可極也。

與物反矣，玄德之人與萬物反異，萬物欲益己，玄德欲施與人也。

然後乃至大順。『然後乃至大順』，叢刊本作『乃至於大順』。玄德與萬物反異，故能至大順。大順者，天理也。

後己第六十六

江海所以能爲百谷王者，以其善下之，江海以卑下，故衆流歸之，若民歸就於王也。

故能爲百谷王。直以就下，故能爲百谷王。

是以聖人欲上民，王弼本無『聖人』二字。欲在民之上也。

必以言下之；法江海，處謙虚。

欲先民，欲在民之前也。

必以身後之。先人而後己也。

是以聖人處民上而不重，『處民上而不重』，叢刊本、王弼本作『處上而民不重』。聖人在民上爲主，不以尊貴虐下，故民戴仰，不以爲重。

處前而民不害，聖人在民前，不以光明蔽後，民親之若父母，無有傷害之心。

是以天下樂推而不厭。聖人恩深愛厚，視民如赤子，故天下樂共推進以爲主，無有厭之也。

以其不爭，天下無厭聖人之時，是由聖人不與人爭先後也。

故天下莫能與之爭。言人皆爭於有爲，無有爭於無爲也。

三寶第六十七

天下皆謂我大，似不肖。『大』，王弼本作『道大』。老子言：天下皆謂我德大，我則佯愚似不肖。

夫唯大，故似不肖。夫自名德大者，爲身之害，故佯愚似若不肖。無所分別，無所割截，不賤人而自貴。

若肖，久矣，肖，善，謂辯惠也。若大辯惠之人，身自高貴，行察察之政，所從來久矣。

其細也夫。『若肖，久矣，其細也夫』，王弼本作『若肖，久矣其細也夫』，叢刊本作『若肖，久矣，其細』。言辯惠者唯如小人，非長者。

我有三寶，持而保之：叢刊本『我』上有『夫』字。『保』，叢刊本作『寶』。老子言：我有三寶，抱持而保倚之。

一曰慈，愛百姓如赤子。

二曰儉，賦斂若取之於己也。

三曰不敢爲天下先。執謙退，不爲倡始也。

夫慈，故能勇；叢刊本、王弼本無『夫』字。先以仁慈，故乃勇於忠孝。

儉，故能廣；天子身能節儉，故民日用廣矣。

不敢爲天下先，故能成器長。成器長，謂得道人也。我能爲道人之長也。

今舍其慈，且勇；叢刊本、王弼本無『其』字。『舍』，叢刊本作『捨』。今世人舍慈仁，但爲勇武。

舍其儉，且廣；叢刊本、王弼本無「其」字。舍其儉約，但爲奢泰。**舍其後，且先：**叢刊本、王弼本無「其」字。舍其後己，但務先人。**死矣。**所行如此，動入死道。

夫慈，以戰則勝，以守則固。夫慈仁者，百姓親附，并心一意，故以戰則勝敵，以守衛則堅固。

天將救之，以善以慈衛之。叢刊本、王弼本無「以善」二字。天將救助善人，必與慈仁之性，使能自營助也。

配天第六十八

古之善爲士者不武，叢刊本、王弼本無「古之」二字。言貴道德，不好武力。

善戰者不怒，善以道戰者，禁邪於心胸，絶禍於未萌，無所誅怒也。

善勝敵者不與爭，叢刊本、王弼本無「爭」字。「敵」，叢刊本作「戰」。善以道勝敵者，附近以仁，來遠以德，不與敵爭而敵自服。

善用人者爲下。「爲下」，王弼本作「爲之下」。善用人自輔者，當爲人執謙下。

是謂不爭之德，謂上文爲之下也。是乃不與人爭鬭，乃是道德。

是謂用人之力，能身爲人下，是謂用人之力也。

是謂配天，能行此者，德配天也。

古之極也。叢刊本、王弼本無「也」字。是乃古之極要道也。

玄用第六十九

用兵有言：陳用兵之道。老子疾時用兵，故託己設其義。

吾不敢爲主，主，先也。我不敢先舉兵。

而爲客；客者，和而不倡。兵當承天而後動。

不敢進寸，而退尺。侵人境界、利人財寶爲進，閉門守城爲退也。

是謂行無行，彼遂不止，爲天下賊，雖行誅之，不行執也。

攘無臂，雖有大怒者，無臂可攘。

仍無敵，『仍』，王弼本作『扔』。雖欲行仍引之心，若無敵可仍。

執無兵。雖欲執持之，若無兵刃可持用也。何者？傷彼之民，罹罪於天，遭於不道之君，愍忍傷喪之痛也。

禍莫大於輕敵，夫禍亂之害，莫大於欺輕敵家，侵取不休，輕戰而貪財寶也。

輕敵幾喪吾寶。幾，近也。寶，身也。欺輕敵家，近喪身也。

故抗兵相加，兩敵戰也。

則哀勝也已。『則哀勝也已』，叢刊本、王弼本作『哀者勝矣』。哀者慈仁，士卒不遠於己。

知難第七十

吾言甚易知，甚易行；老子言：吾所言省而易知，原本脱『言』字，據叢刊本補。約而易行也。

天下莫能知，莫能行。人不好柔弱，而好剛强。

言有宗，事有君。我所言有宗祖根本，事有君臣上下。世人不知者，非我之無德，心與我反也。

夫唯無知，是以不我知。夫唯世人之無知者，是我道德之暗昧不見於外，窮微極妙，故無知也。

知我者希，則我者貴。希，少也。唯達道者乃能知我，故爲貴。

是以聖人被褐懷玉。被褐者，薄外也。懷玉者，厚内。匿寶藏德，不以示於人也。

知病第七十一

知不知，上；知道而言不知，德之上。

不知知，病。不知道而言知，德之病也。

夫唯病病，是以不病。聖人無此强知之病者，以其苦衆人有此病。

聖人不病，以其病病，是以不病。以此悲人，故不自病。云聖人懷通達之知，託於不知者，欲使天下質朴中正，各守純性。小人不知道意，而妄行强知之事以自顯著，内傷精神，减壽消年。

愛己第七十二

民不畏威，則大威至矣。叢刊本無『則』字，王弼本無『矣』字。威，害也。人不畏小害，則大害至，畏死亡也。畏之者，當保養精神，承天順地。

無狹其所居，『狹』，王弼本作『狎』。謂人心藏神，常當安柔，不當急狹。

無厭其所生。人所以生者，以有精神，託空虛，喜清靜。飲食不節，忽道念色，邪僻滿腹，爲此伐命散神也。

夫唯不厭，是以不厭。夫唯獨不厭精神之人，洗心垢濁，恬泊無欲，則精神居之而不厭。

是以聖人自知，自知己之得失。

不自見；不自顯見德美於外，而藏之於内。

自愛，自愛其身，以保精氣。

不自貴。不自貴高榮名於世。

故去彼取此。去彼自見、自貴，取此自知、自愛。

任爲第七十三

勇於敢則殺，勇於敢有爲，則殺其身也。

勇於不敢則活。勇於不敢有爲，則活其身。

知此兩者，叢刊本、王弼本無『知』字。謂敢與不敢也。

或利或害。活身爲利，殺身爲害。

天之所惡，惡有爲也。

孰知其故？誰能知天意之故不犯之也。

是以聖人猶難之。言聖人明德，猶難於勇敢，況無聖人之德而能行之乎？

天之道，不爭而善勝，天不與人爭貴賤，而人自畏之。

不言而善應，天不言，萬物自動以應時。

不召而自來，天不呼召，萬物皆自負陰而向陽也。

繟然而善謀。繟，寬也。天道雖寬博，善謀慮人事，修善行惡，各蒙其報。

天網恢恢，踈而不失。『踈』，王弼本作『疏』。天之羅網，恢恢甚大，雖則踈遠，若司察人善惡，無所失也。

制惑第七十四

民不畏死，治國者刑罰深酷，民無聊生，『聊』，原本作『即』，據叢刊本改。故不畏死也。

治身者若嗜欲傷神，貪財喪身，民不知所畏也。

奈何以死懼之？人君當寬刑罰，人去其情欲，奈何設刑法，以死懼之？

若使民常畏死，當除己之殘刻，教民之去利欲。

而爲奇者，吾得執而殺之，孰敢？以道教而民不從，『從』，原本作『徒』，據叢刊本改。反爲奇巧，乃應王法執而殺之，誰敢有犯者？老子傷時王不先以道德化人，而先以刑罰者也。

常有司殺者。『司殺者』，王弼本作『司殺者殺』。司殺者，謂天。居高臨下，司察人之過，天網恢恢，踈而不失者是。

夫代司殺者，是謂代大匠斲。『司殺者』，王弼本作『司殺者殺』。天道至明，司察有常，猶春生夏長、秋收冬藏，斗杓運，以節行之。人君欲代殺之，是猶拙夫代大匠斲木，乃勞而無功也。

夫代大匠斲者，希有不傷其手矣。叢刊本無「其」字。人君行刑罰，猶拙夫代大匠斲木也，必方圓不得其理，自傷其手。代天殺者，不得其理，反受其殃。

貪損第七十五

民之飢，以其上食税之多，「飢」，王弼本作「饑」。人民所以飢寒者，以其君上食税下太多也。

是以飢；「飢」，王弼本作「饑」。民皆化上爲貪，叛道違德，故飢。

民之難治，以其上之有爲，民之不可治者，以其君上多欲，好有爲也。

是以難治；是以其民化上有爲，情僞難治。

民之輕死，以其求生之厚，人之輕犯死者，以其求生活之事太厚，貪利以自危也。

是以輕死。 以求生太過，故入死地也。

夫唯無以生爲者，是賢於貴生也。 叢刊本、王弼本無『也』字。夫唯獨無以生爲務者，爵禄不干於意，財利不入於身，天子不得臣，諸侯不得使，則賢於貴生也。

戒彊第七十六 『彊』，叢刊本作『强』。

人之生也柔弱， 人生，含和氣，抱精神，故柔弱。**其死也堅强；** 人死，則和氣竭，精神亡，故堅强。

萬物草木之生柔脆， 叢刊本、王弼本『生』下有『也』字。和氣存也。**其死也枯槁。** 和氣散也。

故堅强者死之徒，柔弱者生之徒。 以上二事觀而知之，堅强者死，柔弱者生也。

是以兵强則不勝，强大之兵輕戰樂殺，毒流怨結，衆弱爲一强，故不勝也。

木强則共。『共』，王弼本作『兵』。木强大，則枝葉共生其上。

强大處下，柔弱處上。興物造功，大木處下，小物處上。天道抑强扶弱，自然效也。

天道第七十七

天之道，其猶張弓乎？『乎』，王弼本作『與』。天道暗昧，舉物類以爲喻。

高者抑之，下者舉之；有餘者損之，不足者與之。『與』，王弼本作『補』。言張弓和調之如是，乃可用也。夫抑高舉下，『舉』，原本作『與』，據叢刊本改。損强益弱，天之道。

天之道，損有餘而補不足；天道損盈益謙，天道以中和爲上。

人之道則不然，人之道與天道反。

損不足以奉有餘。世俗之人損貧益富，奪弱與强。

能以有餘奉天下，唯有道者。『能以有餘奉天下』，叢刊本、王弼本作『孰能有餘以奉天下』。言誰居有餘之位，自省爵禄以奉天下不足者？唯有道德之君而能行之也。

是以聖人爲而不恃，聖人爲德施惠，不恃望其報。

功成而不處，功成事就，不處其位。

其不欲見賢。不欲人知己之賢，匿功不居榮名，畏天損有餘。

任信第七十八

天下柔弱莫過於水，王弼本作『天下莫柔弱於水』。言水柔弱，圓中則圓，方中則方，擁之則止，決之則行。

而攻堅强者莫之能勝，『之』，叢刊本誤作『知』。水能懷山襄陵，磨鐵銷銅，『鐵』，原本作『水』，據叢刊本改。莫能勝水而以成其功也。

以其無能易之。『以其無能易之』，叢刊本、王弼本作『其無以易之』。夫攻堅强者，無以易於水。

故柔勝剛，『故柔勝剛』，叢刊本、王弼本作『弱之勝强』。舌柔齒剛，齒先舌亡。

弱勝强，『弱勝强』，叢刊本、王弼本作『柔之勝剛』。水能滅火，陰能消陽。

天下莫不知，知柔弱者久長，剛强者折傷。

莫能行。恥謙卑，好强梁。

故聖人云：受國之垢，是謂社稷主；『故』，王弼本作『是以』。人君能受國之垢濁者，

若江海不逆小流，則能長保社稷，爲一國之君主。

受國不祥，是謂天下王。『受國不祥』，叢刊本作『受國之不祥』。『謂』，王弼本作『爲』。君能引過歸己，代民

不祥，則可以王天下。

正言若反。此乃正直之言，世人不知，以爲反言。

任契第七十九

和大怨，殺人者死，傷人者刑，以相和報也。

必有餘怨，任刑者失人情，必有餘怨及於良人。

安可以爲善？言一人吁嗟，則失天心，安可以和怨爲善也？

是以聖人執左契，古者聖人執左契，合符信也。無文書法律，原本「律」下衍「刑」字，據叢刊本刪。刻契合符以爲信也。

而不責於人。但刻契爲信，不責人於他事也。

有德司契，有德之君，司察契信而已。

無德司徹。無德之君，背其契信，司人所失。

天道無親，常與善人。天道無有親疏，唯與善人，則與司契同也。

獨立第八十

小國寡民。聖人雖治大國，猶以爲小國，示儉約，不爲奢泰。民雖衆，猶若寡乏，不敢勞。

使有什伯，使民各有部曲什伯，貴賤不相犯也。

人之器而不用。『使有什伯，人之器而不用』，王弼本作『使有什伯之器而不用』。器，謂農人之器。而不用者，不徵實奪民之時。

使民重死，君能爲民興利除害，各得其所，則民重死而貪生也。

而不遠徙。政令不煩，則安其業，故不遠還其常處也。

雖有舟輿，無所乘之；『輿』，叢刊本作『轝』。清静無爲，不作煩華，不好出遊娱。

雖有甲兵，無所陳之。無怨惡於天下。

使民復結繩而用之。『民』，王弼本作『人』。去文反質，信無欺也。

甘其食，甘其蔬食，不魚食百姓也。

美其服，美其惡衣，不貴五色也。

安其居，安其茅茨，不好文飾之屋。

樂其俗。樂其質朴之俗，不轉移。

鄰國相望，雞犬之聲相聞，『犬』，叢刊本作『狗』。相去近也。

民至老死不相往來。叢刊本無『死』字。其無情欲。

顯質第八十一

信言不美，信言者，如其實也。不美者，樸且質也。

美言不信。滋美之言者，孳孳之美辭。不信者，飾僞多空虚也。

善者不辯，善者，以道修身也。不辯者，不文彩也。

辯者不善。辯者，謂巧言也。不善者，舌致患也。土有玉，掘其山；水有珠，濁其淵；辯口多言者，亡其身也。

知者不博，知者，謂知道之士。不博者，守一元也。

博者不知。博者，多見聞。不知者，失要真也。

聖人不積，聖人積德不積財，有德以教愚，有財以與貧也。

既以爲人，己愈有；既以爲人施設德化，己愈有德。

既以與人，己愈多。既以財賄布施與人，而財益多，如日月之光無有盡時。

天之道，利而不害；天生萬物，愛育之令長大，『大』，原本作『天』，據叢刊本改。無所傷害。

聖人之道，爲而不爭。聖人法天所施爲化，功成事就，不與天下爭功名，故能全其聖功。

《醫道傳承叢書》跋

（鄧老談中醫）

現在要發揚中醫經典，就要加入到弘揚國學的大洪流中去，就是要順應時代的需要。中華民族的精神，廣泛存在于十三億人民心中，抓住這個去發揚它，必然會得到大家的響應。中醫經典要宣揚，必須有中醫臨床作爲後盾。中醫經典都是古代的語言，兩千多年前的，現在很多人沒有好好地學習《醫古文》，《醫古文》學習不好，就沒法理解中醫的經典。但更重要的是中醫臨床！沒有臨床療效，我們講得再好現在人也聽不進去，更不能讓人接受。

過去的一百年裏，民族虛無主義的影響很大，過去螺絲釘都叫洋釘，國內做不了。可現在我們中國可以載人航天，而且中醫已經應用到了航天事業上，例如北京中醫藥大學王綿之老就立了大功，爲宇航員調理身體，使他們大大減少太空反應，這就是對中醫最好的宣揚。

中醫是個寶，她兩千多年前的理論比二十一世紀還超前很多，可以説是『後現代』。比如我們的治未病理論，西醫就沒有啊，那所謂的預防醫學就只是預防針（疫苗）而已，只去考慮那些微生物，去殺病毒，不是以人爲本，是拆補零件的機械的生物醫學。我們是仁心仁術啊！是開發人的『生生之機』的辯證的人的醫學！這個理論就高得多。那醫院裏的ICU病房，全封閉的，空調還開得很猛，病人就遭殃了！只知道防病毒、細菌，燒傷的病人就讓你盡量地密封，結果越密封越糟糕，而中醫主張運用的外敷藥幾千年來療效非常好！但自近現代西醫占主導地位後就不被認可。相比而言，中醫很先進，治病因時、因地、因人制宜，這是中醫的優勢，這些是機械唯物論所不能理解的。

治未病是戰略，（對一般人而言）養生重于治病。（對醫生而言）有養生沒有治病也不行。我們治療就是把防線前移，而且前移很多。比西醫而言，免疫學最早是中醫發明的，人痘接種是免疫學的開端。醫學上很多領域都是我們中醫學領先世界而開端的呢！但是，西醫認死了，免疫學就是打預防針！血清治療也有過敏的，並非萬無一失。現在這個流感他們西醫就沒辦法免疫，病毒變異太多太快，沒法免疫！無論病毒怎麼變異，兩千多年來我們中醫都是辨證論治，效果很好。西醫沒辦法就只好抗病毒，所以是對抗醫學，人體當做戰場，病毒消滅了，人本身的正氣也被打得稀巴爛了。所以，中醫學還有很多思想需要發揚光大。這兩年『治未病』的思想被大家知道了，多次在世界大會上宣講。中醫落後嗎？要我說中醫很先進，是走得太快了，遠遠超出了現代人的理解範圍，大家只是看到模糊的背影，因爲是從後面看，現代人追不上中醫的境界，只能是遠遠地看，甚至根本就看不見，所以也沒法理解。現在，有人要把中醫理論西醫化，臨床簡單化，認爲是『中醫現代化』。背離中醫固有的理論，放棄幾千年來老祖宗代代相傳的有效經驗，就取得不了中醫應有的臨床療效，怎麼能說是發展中醫？

中醫的優勢就存在于《神農本草》、《黄帝内經》、《八十一難》、《傷寒卒病論》等中醫經典裏。讀經典就是把古代醫家理論的精華先拿到，學中醫首先要繼承好。例如：《黄帝内經》給我們講陰陽五行、臟腑經絡、人與天地相參等理論，《傷寒論》教我們怎麽辨證、分析病機和處方用藥，溫病學是中醫臨床適應需要、沿着《内經》《傷寒》進一步的發展。中醫臨床的發展促進了理論的不斷豐富，後世中醫要在這個基礎上發展。所以，我有幾句話：四大經典是根，各家學說是本，臨床實踐是生命線，仁心仁術是醫之靈魂。

中醫文獻很重要，幾千年來的中醫經典也不限于四大經典，只是有些今天看不到了。從臨床的角度，後世的各家學說都是中醫經典的自然延續。傷寒派、溫病派……傷寒派一直在發展，不是停留在張仲景時代。歷史上，傷寒派中有『錯簡』的說法，其實是要把自己對醫學的理解塞進去，這也是一種發展。因爲臨床上出現的新問題越來越多，前代注家的理論不能指導臨床，所以要尋找新的理論突破。

中醫發展的關鍵要在臨床實踐中去發展。因爲臨床是醫學的生命線！我們當年曾經遇到急性胰腺炎的患者用大承氣湯就治好了，胃穿孔的病人只用一味白芨粉就拿下。嬰兒破傷風，面如豬肝，孩子母親放下就走了，認爲死定了；我們用燈心草點火，一燋人中，孩子「哇」地哭出來了；孩子一哭，媽媽就回來了，孩子臉色也變過來了；再開中藥，以蟬蛻爲主，加上僵蠶等，就治好了。十三燋火，《幼科鐵鏡》就有，二版教材編在書裏，三版的刪掉了。十三燋火，是用燈心草點火燋穴位，百會、印堂、人中、承漿……，民國初年廣東名醫著作簡化爲七個穴位。

還有，解放後五十年代，石家莊爆發的乙腦就是用白虎湯清陽明内熱拿下的。北京發病時，當時考慮濕重，不能簡單重複，蒲輔周加用了化濕藥，治愈率百分之九十以上。過了一年廣東流行，又不一樣了。我參加了兒童醫院會診工作，我的老師劉赤選帶西學中班學員去傳染病醫院會診。當時，廣東地區發的乙腦主要問題是伏濕，廣東那年先多雨潮濕、後來酷熱，患者病機濕遏熱伏。中醫治療關鍵在利濕透表，分消濕熱，濕去熱清，正氣自復。

所以只要舌苔轉厚患者就死不了！這是伏濕由裏達表、胃氣來復之兆。廣東治療利濕透熱，治愈率又在百分之九十以上。我們中醫有很多好東西，現在重視還不夠。

我提倡要大溫課、拜名師。爲什麽要跟名師？名師臨床多年了，幾十年積累的豐富學術與經驗，半年就教給你了，爲什麽不跟？現在要多拜名師，老師們臨床多年了，經驗積累豐富，跟師學習起來就很快。讓中醫大夫們得到傳承，開始讀《內經》，可以先學針灸，學了針灸就可以立即去跟師臨床，老師點撥一下，自己親手取得療效之後就可以樹立強烈的信心，立志學習中醫。中醫思想建立起來、中醫理論鞏固了、中醫基本功紮實了，臨床才會有不斷提高的療效！之後有興趣可以學習些人體解剖等西醫的內容，中西彙通，必要時中西互補。但千萬別搞所謂的『中西結合』，中醫沒水平，西醫半吊子，那就錯了。在人類文明幾千年發展過程中，中醫、西醫是互爲獨立的兩個體系，都在爲人類健康長壽服務。我不反對西醫，但中醫更人性化，『以人爲本』。現在也有好多西醫來學習中醫，把中醫運用到臨床，取得了很好的療效。我們年輕中醫值得深思啊！

大溫課就是要讀經典、背經典、反復體會經典，聯繫實踐，活學活用。我們這一代是通過學校教育、拜師、家傳、自學學成的中醫。新一代院校培養出來的年輕人要學好中醫，我很早就提出過：拜名師，讀經典，多臨證。臨證是核心，經典是不會說話的老師，拜師是捷徑。在沒有遇到合適的老師可拜時，經典是最好的老師！即使遇到合適的老師，經典也不可不讀，《論語》上說『溫故而知新』嘛！

在廣東我們已經很好地開展大溫課、拜名師活動。當年能夠戰勝非典，就是因爲通過我提倡的這種方式的學習，教育、培養出來了一批過硬的中醫大夫。現在，應該讓全中國、全世界了解中醫學的仁心仁術，使中醫學更好地爲人類健康長壽服務。希望年輕的中醫們沿著這個行之有效的方法加倍努力啊！

鄧鐵濤

邱浩、王心遠、張勇根據鄧鐵濤老中醫二〇〇八年八月十日講話整理，經鄧老本人審閱。